YOGA

PARA TU DÍA A DÍA

SI TRABAJAS EN UNA OFICINA

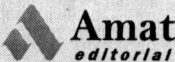
Amat *editorial*

Amat Editorial, sello editorial especializado en la publicación de temas que ayudan a que tu vida sea cada día mejor. Con más de 400 títulos en catálogo, ofrece respuestas y soluciones en las temáticas:

- Educación y familia.
- Alimentación y nutrición.
- Salud y bienestar.
- Desarrollo y superación personal.
- Amor y pareja.
- Deporte, fitness y tiempo libre.
- Mente, cuerpo y espíritu.

E-books:
Todos los títulos disponibles en formato digital están en todas las plataformas del mundo de distribución de e-books.

Manténgase informado:
Únase al grupo de personas interesadas en recibir, de forma totalmente gratuita, información periódica, newsletters de nuestras publicaciones y novedades a través del QR:

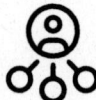

Dónde seguirnos:

 @amateditorial

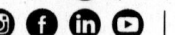 Amat Editorial

Nuestro servicio de atención al cliente:
Teléfono: **+34 934 109 793**
E-mail: **info@profiteditorial.com**

Rachele Di Fino
Eva Mir

YOGA

PARA TU DÍA A DÍA

SI TRABAJAS
EN UNA OFICINA

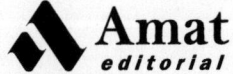

Amat
editorial

Sthirasukham Asanam
(«La postura debe ser estable y cómoda»).

Sutra 2.46 de Patañjali

© Rachele Di Fino y Eva Mir, 2024
© Profit Editorial I., S.L., 2024
  Amat Editorial es un sello de Profit Editorial I., S.L.
  Travessera de Gràcia, 18-20; 6° 2ª; Barcelona 08021

Diseño de cubierta: Eva Mir y XicArt
Maquetación: Marc Ancochea
Ilustraciones: Eva Mir
Iconos y cenefas: Freepik

ISBN: 978-84-19870-35-3
Depósito legal: B 5860-2024
Primera edición: Abril de 2024

Impresión: Gráficas Rey
Impreso en España - *Printed in Spain*

MIXTO
Papel | Apoyando la
silvicultura responsable
FSC® C131084

Índice

Prólogo

Sentada en un cojín, mirando por la ventana, me presento: soy Rachele di Fino. Las definiciones de mi persona podrían ser muchas, pero la más pertinente en relación con este humilde proyecto, fruto de muchos años de enseñanza y estudio de la filosofía y la práctica del yoga, sería la siguiente: soy profesora de yoga del método Iyengar. Bebo de la filosofía occidental con una tesis en antropología filosófica sobre el poeta Rainer Maria Rilke, pero debo el descubrimiento de este maravilloso arte a mi querido amigo Carlos Uanini, que me invitó a mi primera clase de yoga. Salí de aquella clase con una vitalidad y una alegría increíbles: caminaba por la calle Enrique Granados de Barcelona con gran ligereza y oliendo como si fuese la primera vez los aromas de los árboles del tramo peatonal de la calle de detrás de la universidad; mis sentidos se habían despertado de una forma nueva y la calle me parecía hermosa… Acababa de tener una señal de lo que justo aquel día empezó y se podría definir como mi destino o *dharma*: la enseñanza del yoga.

Un año antes de acabar mi tesis, un amigo de Roma me regaló un libro, una edición muy antigua de *Luz sobre el yoga*, de B. K. S. Iyengar. En aquel entonces no conocía nada en absoluto sobre el tema y me pareció un libro muy curioso y peculiar, pero no pensé que se transformaría para mí en una guía importantísima en muchos sentidos. En el último año de universidad conocí a la que sería mi tutora y maestra, Grazia Melloni, profesora sénior del método Iyengar. En 2008 recibí el diploma del RIMYI y al cabo de unos años decidí viajar a la India, primero al norte del país y después a Pune, donde conocí al gran maestro. La India no es un lugar fácil y puede despertar un gran amor o un gran rechazo: yo me enamoré del país, aunque confieso que en mi primer viaje pensé que moriría de disentería…

Muchas experiencias han seguido después, he conocido a distintos maestros y las diferentes maneras de interpretar y transmitir el yoga, y he llegado a la conclusión de que todas son válidas porque reflejan la personalidad de cada uno y la manera como interpretamos la vida misma. Solo ahora puedo entender las palabras que me dijo Grazia Melloni, mi tutora y maestra de vida, profesora sénior del método de yoga Iyengar, antes de entregarme el diploma y cuya profundidad entonces no percibí completamente: «El yoga no transforma a nadie. No lo esperes, porque te estarás equivocando. El yoga es y será el espejo de quien realmente eres». A veces recordando esas palabras me saltan las lágrimas porque encierran una gran verdad: la esterilla es un espejo que te enseña dónde estás, si realmente estás ahí buceando dentro de tu cuerpo y de tu mente para encontrar una naturaleza más noble que no esté supeditada a la dualidad del bien y del mal.

Este libro, y los que vengan, responden a la pura necesidad de transmitir lo que he ido experimentando durante estos años. Son una milésima parte de la enseñanza de B. K. S. Iyengar y una interpretación puramente personal de mi práctica y estudio, pero un intento de brindar una pequeña ayuda a quien la necesite.

Dedico estos libros a mi maestra Grazia Melloni, que ya no está aquí y a quien debo mucho de lo que he aprendido (encontrar un lugar estable y cómodo en este caótico mundo); a B. K. S. Iyengar, por su inagotable sabiduría; a mis padres, que han hecho lo que han podido, y a una persona que me condujo a amar la vida y me ayudó a echar raíces.

También quiero agradecer a Deborah Ceballos Zelaya sus aportaciones al libro.

Rachele di Fino
Barcelona, octubre de 2023

Introducción

Yoga para tu día a día. Si trabajas en una oficina es una guía práctica para hacer del yoga una herramienta de autocuidado y bienestar en nuestra vida cotidiana. Todo el conjunto de ejercicios que se presenta en este libro está pensado para aliviar las tensiones y dolencias que se generan tras horas y horas sentados en el trabajo. De igual modo, después de cada asana (o postura) se detallan los distintos beneficios que aporta su realización.

El espíritu que rige este libro que tienes en las manos es el siguiente: si instauramos el hábito de la práctica diaria de yoga, los resultados llegarán inevitablemente. Entonces nos daremos cuenta de nuestra propia capacidad para proporcionarnos bienestar. Y ese es un descubrimiento revolucionario.

Todos queremos estar bien. Esta es una afirmación general y simplificada sobre nuestra existencia. Pero examinémosla con más detenimiento: ¿acaso no es cierto que en el fondo de todo lo que hacemos se oculta esa motivación principal? Y si nos diéramos cuenta de ello, ¿cuál habría de ser la razón para ocultarlo? Simplificar las cosas no es nada más que desnudarlas. Así podemos atender abiertamente aquello que nos ocupa y de ese modo nuestras acciones se vuelven más concretas y comprometidas. Eso es espacio, eso es salud y, en definitiva, eso genera bienestar.

No es nuestra intención abrir un debate filosófico sobre el concepto de bienestar, sino que nos proponemos ir al grano: atender las situaciones concretas que se nos presentan y al experimentar con nosotros mismos en esa dirección aprender a nutrir y reconocer nuestras propias experiencias.

En la vida cotidiana moderna (quién no recuerda a Charles Chaplin en *Tiempos modernos* y siente en su seno la agitación de los biorritmos) no es extraño perder el sentido de la armonía, cuando se busca un ideal de bienestar en las condiciones externas.

Este pequeño libro tiene un fin meramente práctico, que va dirigido a todo el mundo: restaurar un equilibrio físico, anímico y mental. Y acoge a quienes, por curiosidad o siguiendo algún consejo, se acercan a prácticas y disciplinas espirituales, nutriendo ese vínculo de amistad con la práctica y el autodescubrimiento.

El poder del yoga

El yoga es una disciplina universal ampliamente extendida con capacidad de influir y potenciar sobremanera el desarrollo del bienestar físico, mental e intelectual de un individuo o de un colectivo.

El cuerpo constituye la puerta de entrada de toda experiencia, y nuestra relación con este resulta ineludible; incluso se podría decir que cualquier experiencia representa una fase de esta relación. Así, sería muy simplista entender el organismo únicamente como un amasijo de huesos, músculos, tendones, etc., pues el cuerpo tiene vida y en su seno se origina la intimidad con la mente.

En esa intimidad presente se definen nuestras tendencias y disposiciones, así como nuestra capacidad para restablecer cierta serenidad y equilibrio entre ambos territorios.

Podría entenderse el cuerpo como un mapa de alta tecnología y el yoga, en una de sus dos acepciones, como un manual de instrucciones superespecializado desarrollado empíricamente a lo largo de siglos, gracias a la práctica y el estudio de muchos seres humanos. Así pues, el yoga, como cualquier otra ciencia, sería un medio, si bien, en su cara invisible indisociable, el yoga, de hecho, es su propio fin. ¿Qué fue primero: el huevo o la gallina?

El yoga en definitiva tiene como fin experimentar el momento presente, la práctica en sí misma, está diseñado para que nuestra atención esté continuamente focalizada en el cuerpo, sin permitir que la mente «errante» entre en juego. ¿Es acaso posible que exista algo fuera del momento presente? Con la práctica nos damos cuenta de que es imposible no estar plenamente presentes, por esta razón usamos instrucciones muy precisas para mantenernos todo el tiempo en el cuerpo y posiblemente habitarlo lo más conscientemente posible.

Por ello, el ámbito de las relaciones representa un campo fundamental para desarrollar la conciencia. Y eso es precisamente lo que cultivamos por medio de la práctica, haciendo uso de las direcciones y los ajustes, que nos permiten ubicarnos en el espacio, físico y mental, y ponernos de frente en un encuentro con nosotros mismos.

¿Por qué este pequeño libro de yoga ahora?

Después de varios años de práctica, estudio, autoindagación y relaciones en el camino, con la oportunidad de observar comportamientos muy diversos desde la enseñanza, se esclarece algo fundamental: la libertad y la responsabilidad son dos caras de la misma moneda. *Responsabilidad* significa, literalmente, «capacidad de responder». Si no se tiene la capacidad de responder ante la vida y el mundo, aparece la reacción, la acción inconsciente, ya que el movimiento del afuera no se detiene nunca. Esa reactividad inconsciente ata, crea numerosas dependencias y automatismos. Por el contrario, al desarrollar la capacidad de responder conscientemente, se gana espacio y tiempo internos, y, por tanto, se reconoce una mayor libertad, también interna.

Únicamente entonces surgen la verdadera amabilidad y el respeto (no solo cuando todo está como uno quiere), al dejar de manipular lo de afuera para acomodarlo a nuestros intereses y disponernos, en cambio, con la mayor sinceridad y entrega posibles, a sacar a la luz nuestras capacidades, a fin de responder en positivo ante cualquier circunstancia. Ello se convierte en una oportunidad de evolución y un estímulo de mayor libertad, que, muy al contrario de las libertades egoístas, redunda en nosotros mismos y al mismo tiempo contribuye al bien común, en términos concretos de equilibrio, vitalidad, sentido de realización, resolución, fortaleza, sabiduría, bienestar y amor.

La idea de este primer libro práctico sobre yoga, centrado en las personas que trabajan en una oficina, especialmente en las que pasan horas delante de un ordenador, surge de la observación sistemática de que ciertas condiciones repetitivas afectan a las personas física y mentalmente. Sea cual sea la actividad o condición que se repita en el tiempo, dejará huella. Esa es la base de todas las formas que pertenecen al mundo físico (al ser finitas reciben el paso del tiempo, y de ahí la eficacia de la práctica del yoga). Darnos cuenta de cuáles son esos gestos que repetimos día tras día nos permitirá averiguar cuáles son positivos, cuáles expresan una compensación o reacción emocional y, sobre todo, qué consecuencias físicas y mentales acarrean. Preguntarse sobre ello es como mirar por un microscopio: cualquier elemento que se examine aparece formado por componentes más pequeños; lo que los une en apariencia y los dispone para formar una unidad mayor no es más que un orden que se repite, es decir, patrones.

Si entendemos este hecho básico y aprendemos a aplicarlo correctamente, nos convertiremos en maestros de la forma, para lo cual solo se necesita la pureza de dos grandes cualidades: sinceridad y voluntad. El yoga nos toma de la mano y nos acompaña en esa dirección, sea cual sea nuestro punto de partida.

Responsabilizarse de la propia práctica es lo más significativo e inteligente que se puede hacer. Esto no significa idealizar el yoga, ni mucho menos menospreciar otra ocupación. Al contrario, al responsabilizarnos nuestra mirada se abre y no necesitamos defensas. Aprendemos, llegado el caso, a combinar nuestras actividades con mayor creatividad y eficiencia para seguir adelante.

Como hemos dicho, nuestro día a día está repleto de gestos repetitivos, y una parte importante de esos gestos están relacionados con el ámbito laboral. El yoga introduce posturas, ajustes y gestos en direcciones que favorecen la autoconciencia y la experiencia del equilibrio. Su eficacia también se fundamenta en la repetición. Por esta razón, perseguiremos dos objetivos:

◉ Tomar mayor conciencia de todo aquello que hacemos sin darnos cuenta durante nuestra jornada laboral y que, a base de repetirse, crea surcos en el cuerpo y en la mente.

◉ Introducir la secuencia propuesta siguiendo las indicaciones y repetirla durante el tiempo suficiente para poder evaluar los resultados.

¿Qué gestos repites durante la jornada laboral y cuál es la trama de relaciones en ese contexto? El espacio suele implicar una manera de estar física, mental y emocional durante varias horas al día.

El ritmo laboral varía si hay que realizar tareas simples repetidamente, si es necesario manejar distintos temas de forma simultánea, si hay presión por resolver un problema o lograr algún objetivo, si impera una comunicación continua con muchas personas al día, etc.

Las relaciones en el trabajo suelen funcionar como roles interdependientes, de manera que continuamente se produce un ejercicio de adaptación y reequilibrio.

Las emociones son un aspecto clave a la hora de llevar a cabo algún trabajo, porque, como la propia palabra indica, nos ponen en movimiento o nos inmovilizan; su impulso puede sernos favorable o desfavorable, según la energía de la emoción.

Estos son aspectos básicos del estar que aparecen en cualquier situación. Podría ser útil desarrollar esta lista y especificar lo que se considere relevante para obtener una perspectiva general de lo que supone para cada uno su ámbito de trabajo.

Cuando nos disponemos a practicar, aparecen los mismos aspectos, pero en la práctica no hay finalidad más allá de la práctica misma, lo cual nos ayuda a volver a la base y, por tanto, a un estado más neutro y positivo, aclarándonos y aligerándonos para seguir.

Las asanas

El asana, que etimológicamente significa «asentarse» y, por lo general, se traduce como *postura*, es uno de los campos de trabajo del yoga. En cada asana disponemos el cuerpo en una situación espacial determinada en la que permanecemos conscientemente durante cierto tiempo, y con esta simple operación obtenemos muchos beneficios.

Cabe recordar que tratamos siempre con cuerpos vivos; los niveles de energía que experimentamos a través del cuerpo y la mente se regulan desde el mismo lugar. En yoga nos referimos a esos niveles de energía como fuerza vital o prana, y por medio de la práctica del asana aprendemos a regular su cauce y a restaurar su buena circulación. Cualquier enfermedad es, a fin de cuentas, un desalineamiento; trabajando conscientemente con el cuerpo tomamos contacto con esa fuerza que nos mantiene vivos, y de ello derivan grandes aprendizajes.

El profesor de yoga y autoridad en la materia Prashant Iyengar, hijo de Guruji B. K. S. Iyengar, dice, en relación con el asana, que «en un principio es una postura, un ejercicio para el cuerpo», pero, en realidad, es una sede para que la conciencia pueda entrar en meditación.

Si nutrimos el asana con los ajustes y las acciones adecuados y nos hacemos presentes, empezaremos a experimentar un descenso en los niveles de estrés y, de forma simultánea, una mayor vitalidad, ligereza y claridad mental, que, por supuesto, influyen en nuestro estado de ánimo.

Estos son solo algunos de los efectos notables de la práctica del yoga que nos permiten observar un mayor equilibrio en los sistemas nerviosos simpático y parasimpático. Al proporcionar un mayor equilibrio al conjunto de este sistema sensible que experimentamos como cuerpo-mente-identidad, empezamos a ser capaces de discernir sus partes por separado, es decir, de relacionarnos. Y surgen capacidades y campos de observación muy concretos y significativos, como por ejemplo nuestra relación con el dolor.

Sabemos que la experiencia del dolor no es un hecho objetivo, sino que se asocia a la relación íntima que tenemos con nosotros mismos, y que los umbrales del dolor no son límites fijos ni equivalentes para todas las personas. Estas afirmaciones plantean que podremos acceder a esos umbrales y modificarlos en el momento en que mejoremos la forma de vivir con nuestro organismo.

Retomando la imagen de ese cuerpo sensible que es territorio y mapa a la vez, cabe reconocer que hay muchos lugares que no conocemos, que no sentimos, a los que la luz no llega. Notemos si tenemos una pierna más ágil, más fuerte, un brazo más perezoso, más rígido, una zona como el sacro o la musculatura interna de las piernas que no llegamos a discernir…

¿Cómo podemos proporcionar a cada parte su atención y restablecer cierta armonía en el conjunto del organismo? La práctica del yogasana se basa precisamente en el trabajo de la sensibilidad. Con la habilidad de despertar el cuerpo como un ser sensible aprendemos a despertar y a relacionarnos con la vida en su conjunto.

El punto más hermoso y revolucionario de esta práctica, y razón por la cual hemos escrito este libro, centrado en un tema tan específico, con la voluntad de que el acompañamiento sea concreto y efectivo, es el siguiente: la práctica del yogasana se dirige a todo el mundo. No hay nadie, sean cuales sean su condición y circunstancias, que pueda quedar excluido de esta práctica si cuenta con su voluntad. Lo único que se necesita es dedicación y tiempo.

Para iniciar la práctica

Una vez estemos en disposición de empezar a practicar, es importante que acondicionemos un espacio adecuado y limpio en el que colocar la esterilla, porque establece un punto de referencia para la relación del cuerpo con el espacio, fundamental para el desarrollo de la capacidad propioceptiva (capacidad de percibirse uno mismo).

Idealmente, la duración de una práctica es de entre 40 minutos como mínimo y 1 hora, según las posibilidades de cada persona. A medida que vayamos asimilando el hábito y nos sintamos más establecidos en la práctica, podremos ir aumentando ese tiempo, si es necesario. Es importante utilizar un cronómetro para mantener las permanencias indicadas en cada postura.

Lo primero que hay que desarrollar es estabilidad y fuerza en las piernas, claridad en los movimientos y cierta libertad en las articulaciones. Si bien cada secuencia propuesta está enfocada a generar determinados resultados, en casi todas se incluyen las posturas de pie y algunos asana fundamentales, que sientan las bases para acceder correctamente a la columna vertebral evitando lesiones. Es indispensable trabajar bien las piernas, pues ello nutrirá nuestra firmeza y habilidad para estar en el mundo y nos otorgará la fuerza para trabajar con templanza y resiliencia.

Material necesario

A efectos prácticos, se aconseja el uso de elementos auxiliares, como cinturones, bloques, sillas, mesas o una pared, para asistirnos en la alineación de las posturas, con el fin de crear mayor simetría entre los dos lados del cuerpo, adquirir mayor conciencia y precisión en la colocación de las articulaciones, estimular la acción de la musculatura, etc.

Esterilla antideslizante

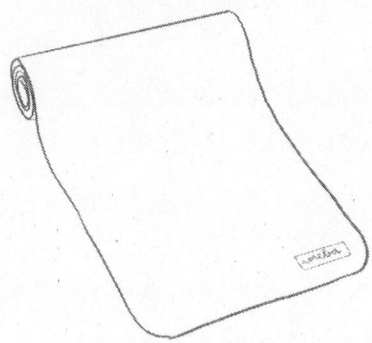

Cronómetro

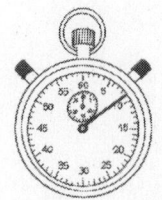

Cinturón

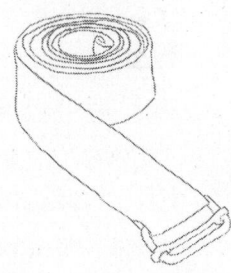

Silla

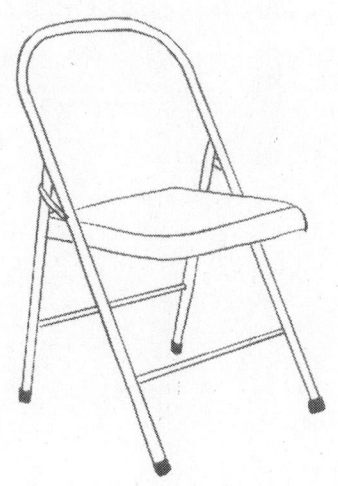

Tacos

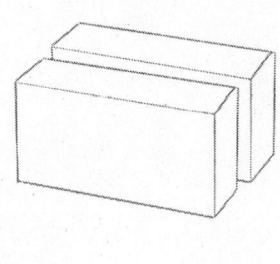

... y una pared

Indicaciones

◉ Se aconseja practicar yoga con el estómago vacío (ligero) y no beber agua durante la práctica.

◉ El espacio está constituido por la esterilla, el espacio circundante al cuerpo, los elementos auxiliares y el asana.

◉ El ritmo está formado por la permanencia en asana, la respiración y las transiciones.

◉ Las relaciones hacen referencia a aquellas que se dan entre las partes del cuerpo, entre ajustes y acciones, entre posturas y entre lugares en el espacio.

◉ Las emociones se reducen a las direcciones en el curso de nuestra atención y voluntad.

EJERCICIOS DE

YOGA

PARA PERSONAS QUE TRABAJAN EN UNA OFICINA

Tadasana

 de 30 segundos a 1 minuto

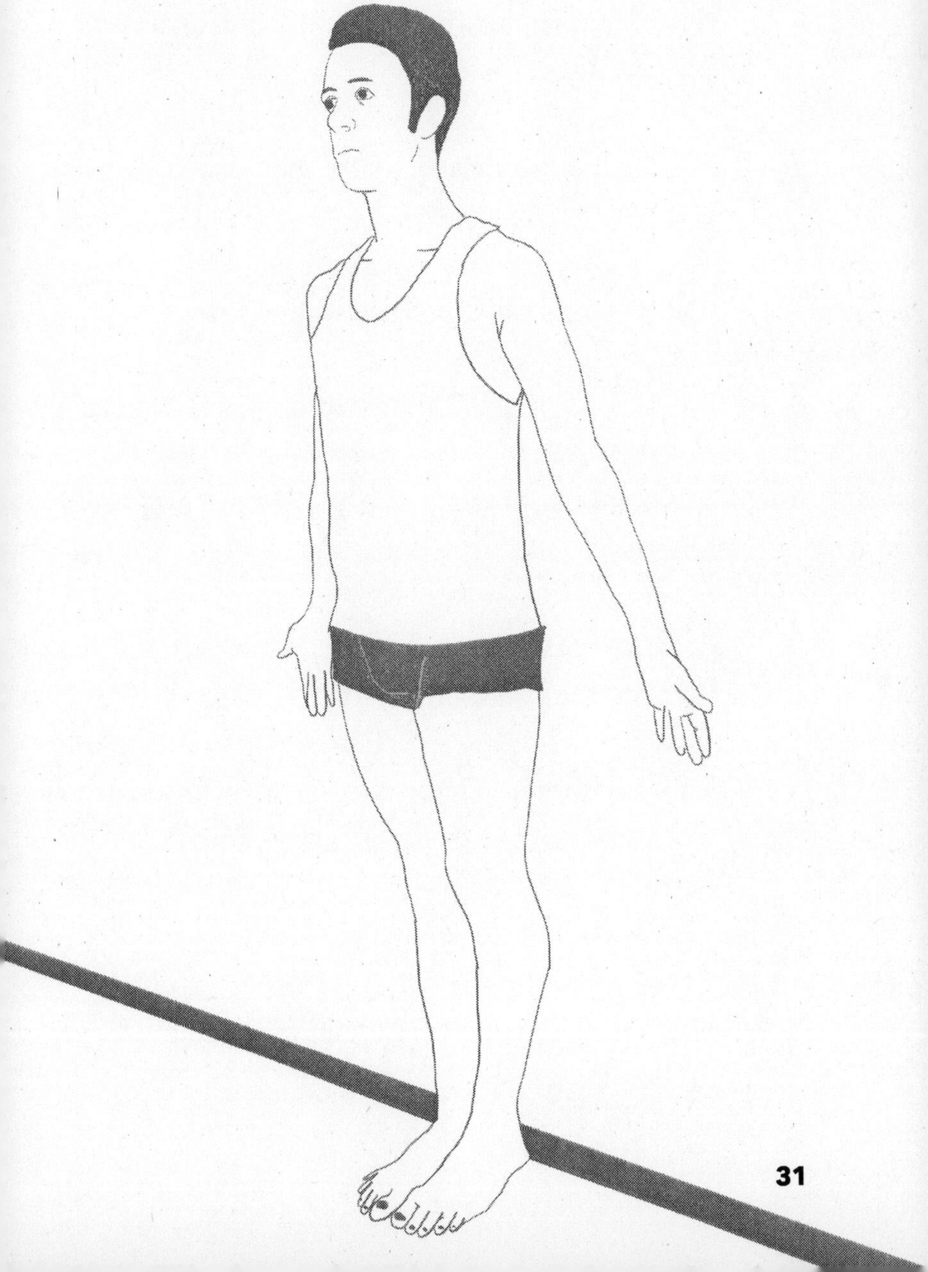

 Ponte de pie, derecho, con los pies juntos y los dedos, los tobillos y los talones en contacto.

 Observa la distribución del peso del cuerpo, que debe estar repartido de manera uniforme entre los dos pies.

 Activa los cuádriceps subiendo las rótulas y elévalas.

 Alinea las tibias con los fémures.

 Lleva la parte frontal de los muslos hacia atrás.

 Mantén la columna recta y el pecho elevado y abierto.

 Extiende los brazos a los lados del tronco, en línea con las caderas.

 Rota los hombros hacia atrás y absorbe los omóplatos en el interior de la caja torácica.

 Mantén el cuello y la cabeza rectos.

 Mantén la mirada recta hacia adelante a la altura de los ojos.

Beneficios de esta postura

Tadasana es una postura neutral que nos ayuda a tomar consciencia del apoyo de los pies, de la distribución del peso, de la estabilidad de los tobillos, del trabajo de los músculos de las piernas, y de la correcta posición de las caderas y de la pelvis en general. Todo esto revierte en modo positivo sobre la columna (quizá la parte más afectada por las largas horas que pasamos en nuestra mesa de trabajo), ya que la eleva y refuerza su musculatura.

En Tadasana creamos equilibrio entre el lado derecho del cuerpo y el lado izquierdo.

Tadasana también es una manera de estar, un estado de atención y presencia.

Tadasana es la postura a partir de la cual iniciaremos todas las otras posturas de pie.

Urdhva Hastasana

 de 30 segundos a 1 minuto

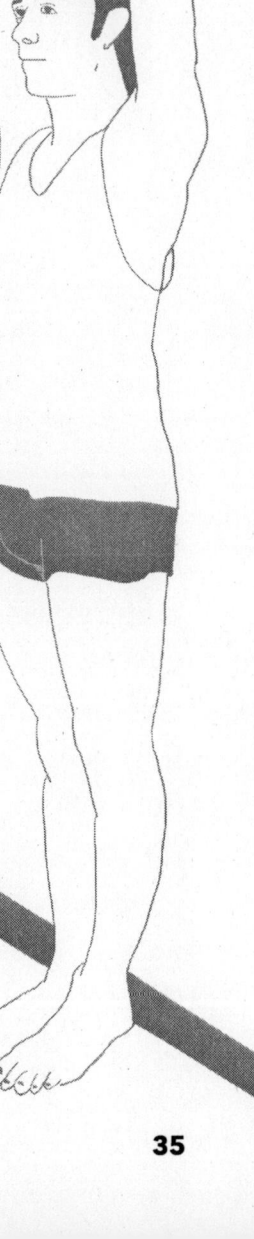

 Colócate de pie en Tadasana con los brazos extendidos a los lados del cuerpo y las palmas mirando hacia los muslos; mantén los hombros rotados hacia atrás y llévalos hacia abajo.

 Exhala y extiende los brazos hacia arriba por encima de la cabeza con las palmas de las manos y los codos paralelos entre sí. La parte alta de los brazos debe estar en línea con las orejas.

 Extiende las muñecas y todos los dedos hacia arriba. Observa las manos para comprobar que las palmas se miran y que están totalmente paralelas y luego vuelve a llevar la mirada al frente a la altura de los ojos.

Aprende a abrir los laterales de la caja torácica y a elevar las costillas creando espacio entre ellas. Con las palmas de las manos mirando hacia delante, colócate de pie en Tadasana, con la posición de las manos que se indica arriba, y rota la parte superior de los brazos de manera que las palmas miren hacia adelante. Mantén los codos y las muñecas rectos y extendidos, las palmas abiertas y los dedos extendidos. Entra los omóplatos y mueve los trapecios hacia abajo por la espalda. Mantén la mirada al frente. Exhala y baja lentamente los brazos por los laterales.

Aprende a extender los brazos en su cara interna, codos internos y muñecas, manteniendo la estabilidad y firmeza de las piernas, a entrar los omóplatos y a activar la parte posterior de la caja torácica elevándola.

Beneficios de esta postura

En Urdvha Hastasana toman relevancia los brazos, y, en consecuencia, los hombros y los omóplatos.

Con esta postura extendemos y reforzamos la musculatura interna y externa de los brazos, creamos cierta movilidad en la articulación de los hombros y trabajamos todo lo que concierne a la musculatura específica de la parte alta de la caja torácica.

Como practicantes tomamos consciencia de la relación que hay entre el estiramiento de los brazos y el estiramiento del tronco, y también del espacio que podemos crear entre la pelvis y la caja torácica.

Urdhva Baddhanguliyasana en Tadasana

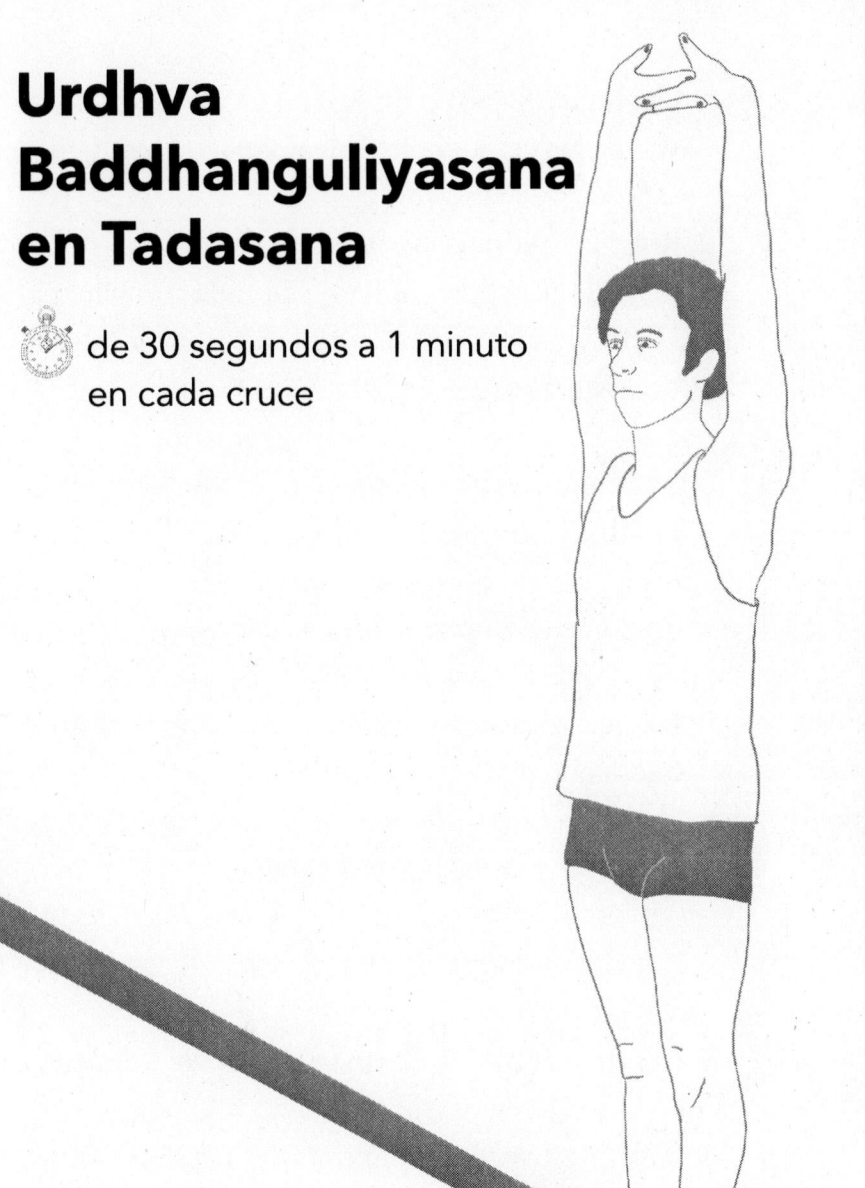 de 30 segundos a 1 minuto en cada cruce

 Colócate de pie en Tadasana y entrelaza los dedos de las manos ante ti presionando los pulgares.

 Rota las palmas de las manos y las muñecas lejos de ti con los pulgares apuntando hacia el suelo y estira los codos y toda la cara interna de los brazos.

 Extiende los brazos hacia el techo, con la parte alta en línea con las orejas.

 Ensancha completamente las palmas de las manos desde el centro hacia la periferia. Comprueba que toda la superficie de las manos mire hacia el techo.

 Lleva las manos hacia delante.

 Baja los brazos y deshaz el cruce de las manos.

 Cambia el cruce de las manos y repite el ejercicio.

Es importante aprender a entrelazar los dedos manteniendo la raíz de estos bien en contacto y dar una extensión vertical a la caja torácica creando igualdad en ambos lados del tronco.

Tanto en Urdhva Hastasana en Tadasana como en Urdhva Baddhanguliyasana en Tadasana, cuando extiendas los brazos por encima de la cabeza, no permitas que la pelvis se vuelque hacia delante y se desalinee con el tronco; mantén los muslos hacia atrás y hacia abajo, con el cóccix adentro y el pecho elevado; no cambies la posición de Tadasana en las piernas.

Beneficios de esta postura

Urdhva Baddhanguliyasana en Tadasana tonifica la musculatura de la espalda, con lo que aporta estabilidad y equilibrio a las piernas y sus articulaciones.

Paschima Baddhanguliyasana en Tadasana

 2 minutos con cada cruce de manos

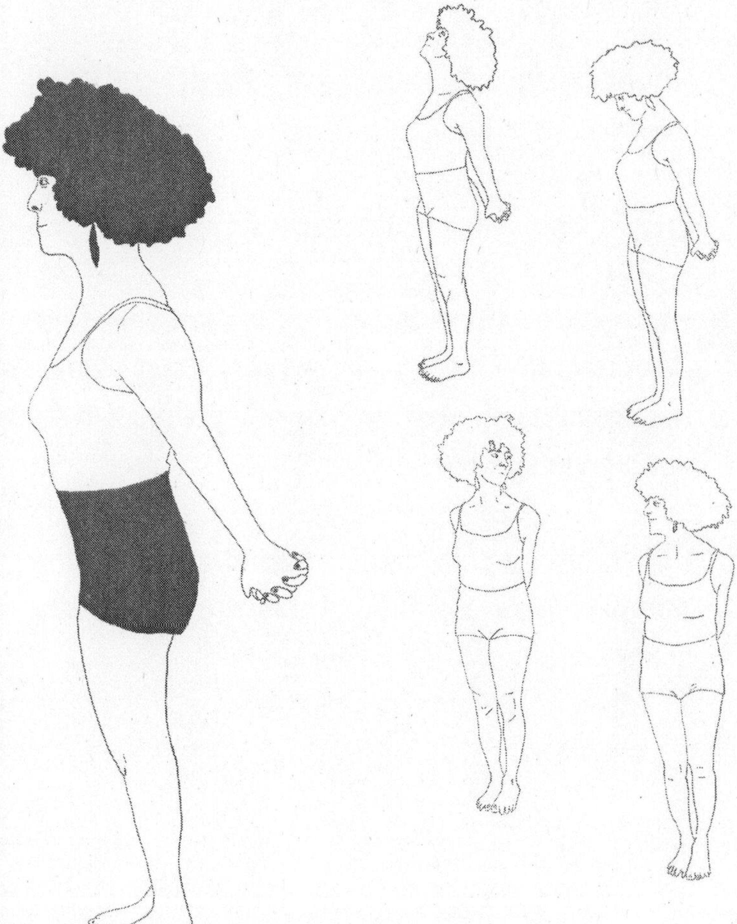

Empieza desde la posición de Tadasana.

 Rota los hombros hacia atrás a la vez que también llevas hacia atrás los brazos extendidos.

 Cruza los dedos de las manos (con las palmas mirando hacia arriba).

 Ahora rota la cabeza hacia el lado derecho, luego hacia el izquierdo.

 Vuelve a colocar la cabeza en el centro.

 Lleva la cabeza hacia arriba a la vez que extiendes el cuello (sin tensar los ojos). Luego lleva la cabeza hacia abajo y después vuelve a colocarla en el centro.

 Repite el ejercicio cambiando el cruce de los manos (ahora con las palmas mirando hacia el suelo).

Beneficios de esta postura

Parvatasana en Tadasana elimina la rigidez del cuello y de los hombros, a la vez que enseña a abrir el pecho y la caja torácica.

Al estar de pie, esta asana nos despierta y hace que la mente esté más presente y atenta.

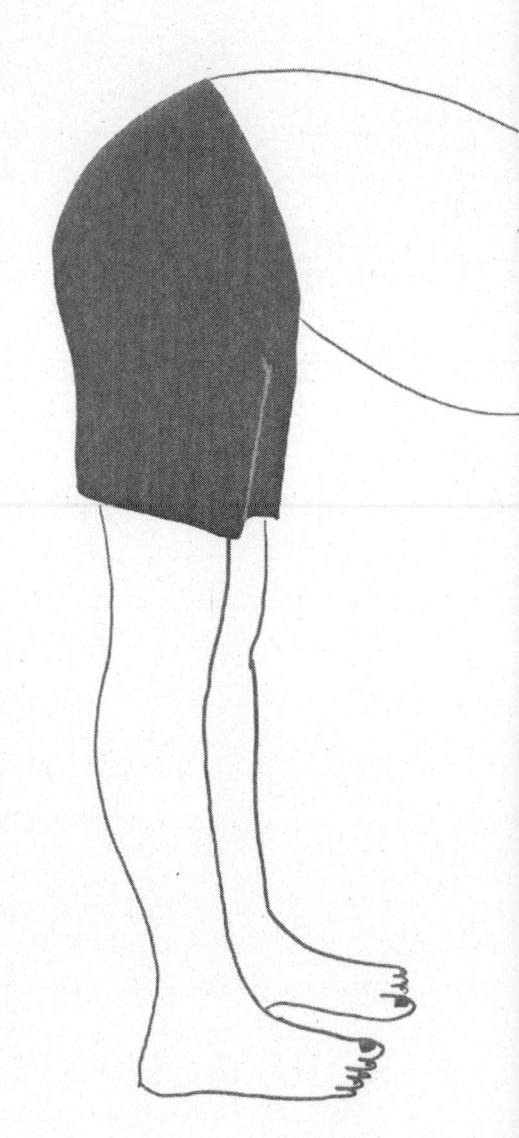

Ardha Uttanasana

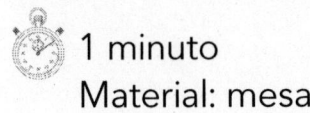 1 minuto
Material: mesa

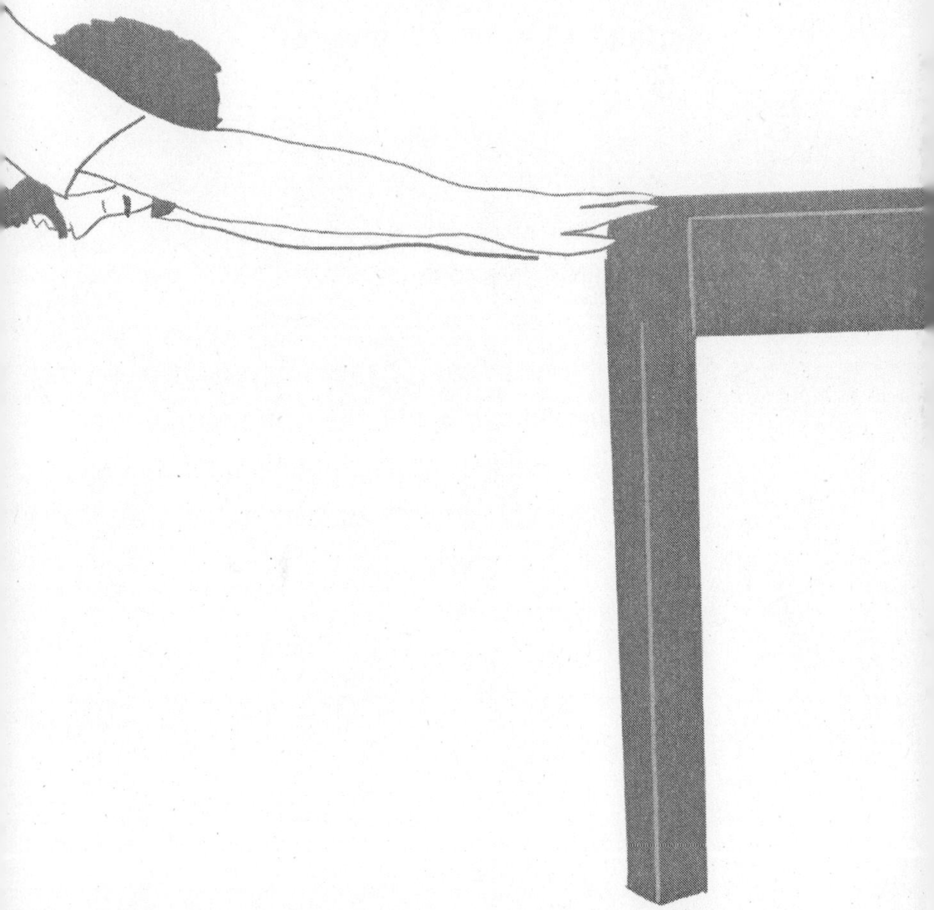

Colócate de pie en Tadasana.

 Separa los pies el ancho interno de la esterilla o el ancho de las caderas.

 Mantén los pies paralelos apuntando hacia delante y las piernas estiradas activando y elevando las rótulas. La acción de elevar las rótulas se consigue elevando los muslos.

 Exhala y extiende el tronco hacia delante llevando las manos hacia la mesa; presionando con las yemas de los dedos o sujetando la mesa, estira los brazos.

 Manteniendo brazos y piernas estirados, alarga la columna hacia delante, igualando los dos lados del tronco y manteniendo ancha la caja torácica; levanta la cabeza y mira hacia arriba.

 Vuelve a Tadasana.

Beneficios de esta postura

Ardha Uttanasana ayuda a aliviar de inmediato los dolores de espalda, ya que la columna se estira de manera uniforme (con el tiempo, los practicantes más avanzados podrán llegar a sentir el espacio que se crea entre cada vértebra). También confiere flexibilidad a la columna vertebral.

Se trata de una postura muy apta para todo tipo de personas, y fácil de llevar a cabo en cualquier lugar.

Vrksasana

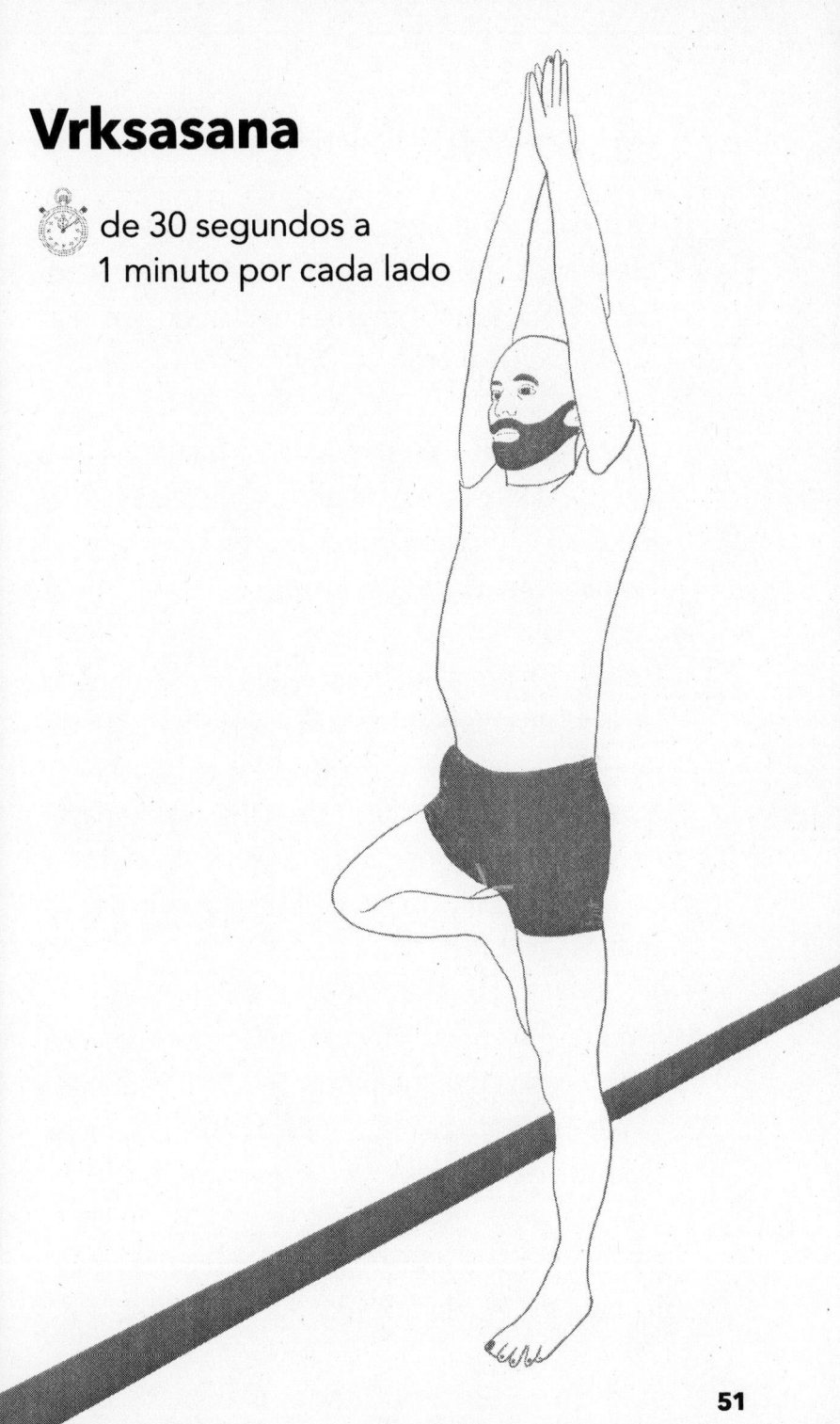

de 30 segundos a
1 minuto por cada lado

Colócate de pie en Tadasana.

 Flexiona la rodilla derecha a la vez que elevas el talón del mismo pie y lo llevas hacia fuera, hasta situarlo a 90 grados en relación con el arco del pie izquierdo.

 Lleva la planta del pie derecho hacia la parte interna del muslo izquierdo y contacta con la ingle de la pierna izquierda, con los dedos de los pies apuntando hacia abajo.

 Presiona firmemente con el pie la cara interna de la pierna izquierda y a la vez activa el cuádriceps de la pierna izquierda hacia arriba. Mantén la pierna izquierda firme, estable y compacta. (Imagina que la presión del pie en la pierna y de la pierna en el pie es como la presión de dos manos juntas.)

 Extiende los brazos rectos por encima de la cabeza con las palmas juntas (Urdhva Namaskarasana), la cabeza recta y la mirada al frente a la altura de los ojos.

 Exhala y desciende el pie derecho hasta el suelo, baja los brazos y repite hacia el otro lado.

Beneficios de esta postura

En Vrkasana aprendemos a estar en equilibrio sobre un pie distribuyendo el peso del
cuerpo de manera uniforme, a mantener la
estabilidad del tobillo y también a usar correctamente la musculatura de las piernas.

Esta es la primera postura en la que se tra-
baja la apertura y la movilidad de la cadera
y la musculatura de su alrededor.

Utthita Trikonasana

 30 segundos por cada lado

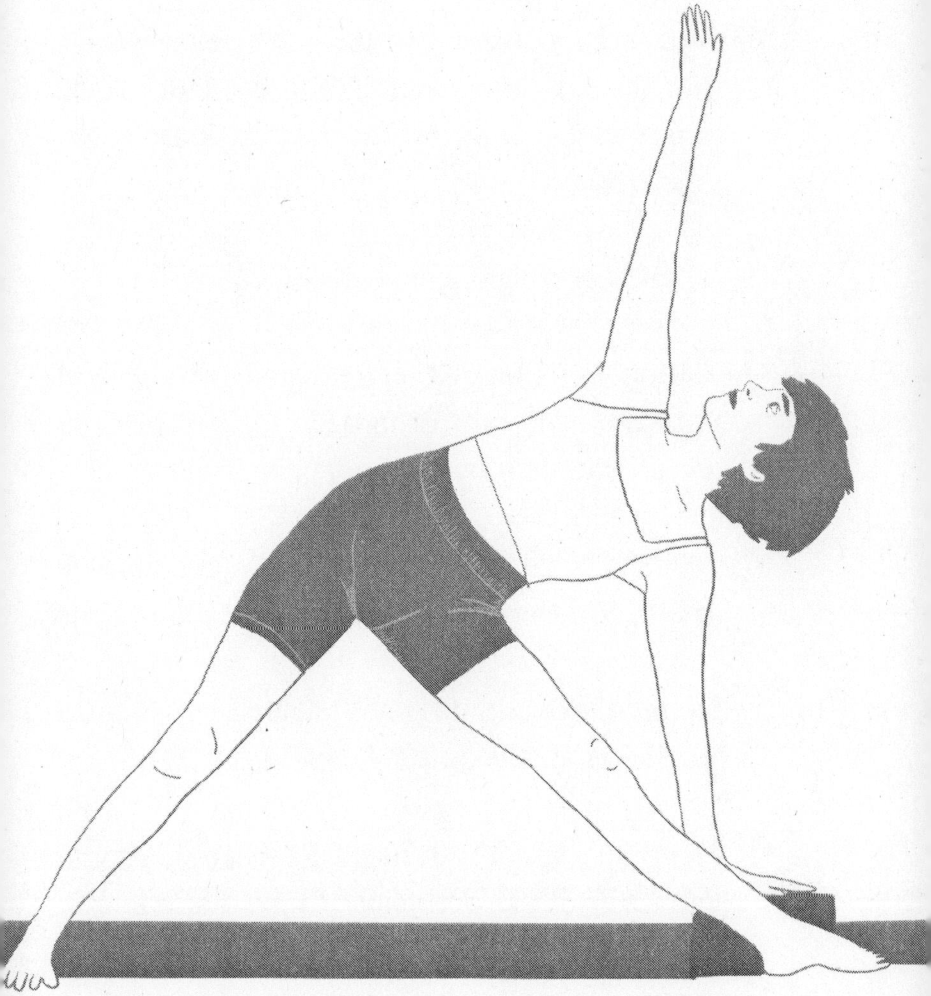

Colócate de pie en Tadasana.

 Inhala, y saltando separa los pies ampliamente (el borde externo de los pies debe estar debajo de las muñecas) y también los brazos, manteniendo los pies paralelos mirando hacia delante.

 Activa las rótulas elevando los cuádriceps y llevándolos hacia atrás. (Ten cuidado de no empujar las rodillas hacia atrás, simplemente estíralas.)

 Mantén el tronco y el pecho elevados.

 Extiende los brazos rectos hacia fuera a la altura de los hombros; mantén los hombros hacia atrás y absorbe los omóplatos hacia adentro.

 Mantén los codos estirados y perpendiculares al suelo, con las palmas de las manos extendidas.

 Mantén el cuello y la cabeza en línea y la mirada al frente, a la altura de los ojos.

 Desde aquí (Utthita hasta Padasana), gira la pierna y el pie derechos 90 grados hacia la derecha.

 Gira ligeramente hacia adentro el pie izquierdo (unos 30 grados).

 Alinea la mitad de la pierna con el centro de la rodilla, de la tibia y del tobillo.

 Cuando la pierna derecha rote hacia fuera, rota el abdomen hacia la dirección opuesta desde el vientre para evitar arrastrar el tronco entero hacia la derecha (el tronco debe mantenerse recto hacia el frente).

 Mantén la cabeza, el centro de la garganta, el centro del pecho y el ombligo en una línea vertical.

 Eleva los dos lados del tronco desde la cintura de forma igualada hacia arriba.

 Desde aquí (Parsva hasta Padasana), exhala y extiende el tronco hacia la derecha, llevando la mano derecha sobre la tibia derecha, cerca del tobillo. Si no puedes bajar tanto, no apoyes la mano en la rodilla, sino siempre lejos de esta.

 Lleva la mano izquierda a la cintura con el codo doblado y rota el tronco hacia arriba en dirección al costado superior o bien extiende el brazo izquierdo en línea con el hombro izquierdo hacia arriba.

 Abre y gira el pecho y rota la cintura hacia el techo. Intenta igualar los dos lados del tronco estirándolos.

 Gira la cabeza y mira hacia arriba.

 Inhala y vuelve a Parsva hasta Padasana y luego a Utthita hasta Padasana.

 Repite hacia el otro lado.

Beneficios de esta postura

En Utthita Trikonasana se corrigen las imperfecciones de las piernas, aprendemos a alinear los huesos, a crear movilidad en el tronco y a extender de forma ecuánime los dos lados.

Es una postura en la que, al extender la columna de forma lateral, se obliga a los músculos de la espalda a trabajar al unísono, lo que les aporta una gran tonicidad y una gran alivio a aquellas personas que, tras la jornada de trabajo, sufran dolores de espalda.

También es una postura que tonifica los músculos del cuello.

Virabhadrasana II

 30 segundos en cada lado

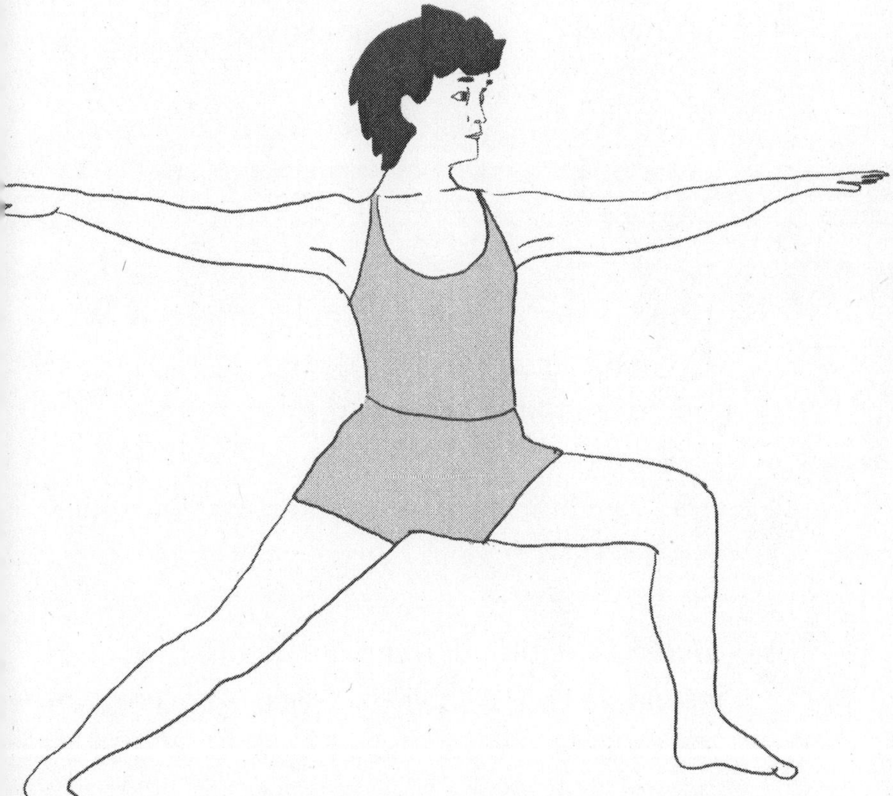

 Empieza desde la posición de Tadasana.

 Da un pequeño salto para separar las piernas 1,5 m de distancia a la vez que colocas los pies en paralelo y los brazos extendidos paralelos al suelo.

 Mantén vertical el centro del tronco.

 Extiende bien los brazos hacia los lados (a la altura de los hombros y manteniendo los codos y las muñecas también extendidas).

 Entra el coxis manteniendo el sacro perpendicular al suelo (debes notar la extensión de las lumbares).

 Gira la pierna derecha 90 grados hacia el exterior, alineando el centro del muslo con el centro de la rodilla y del tobillo.

 Gira ligeramente el pie izquierdo hacia el interior unos 30 grados.

 Dobla la rodilla derecha en ángulo recto, alineándola con el tobillo (respecto al suelo, el muslo tiene que quedar en paralelo y la tibia en perpendicular).

 Gira la cabeza y mira hacia la mano derecha.

 Inspira y vuelve a extender la pierna derecha (cabeza en el centro y los pies paralelos).

 Repite hacia el lado izquierdo.

 Inspira y da un pequeño salto para volver a la posición de Tadasana (y expira).

(Si te resulta difícil llevar a cabo esta práctica en un espacio abierto, puedes llevarlo a cabo utilizando una pared como referencia trasera colocando el talón de la pierna posterior en contacto con ella. La pared nos enseña a mantener la correcta posición de la pelvis.)

Beneficios de esta postura

Virabhadrasana II reactiva y revitaliza la circulación de las piernas, y también aporta fortaleza a la musculatura de la columna vertebral, de la espalda y del abdomen.

Parsvottanasana

 30 segundos en cada lado

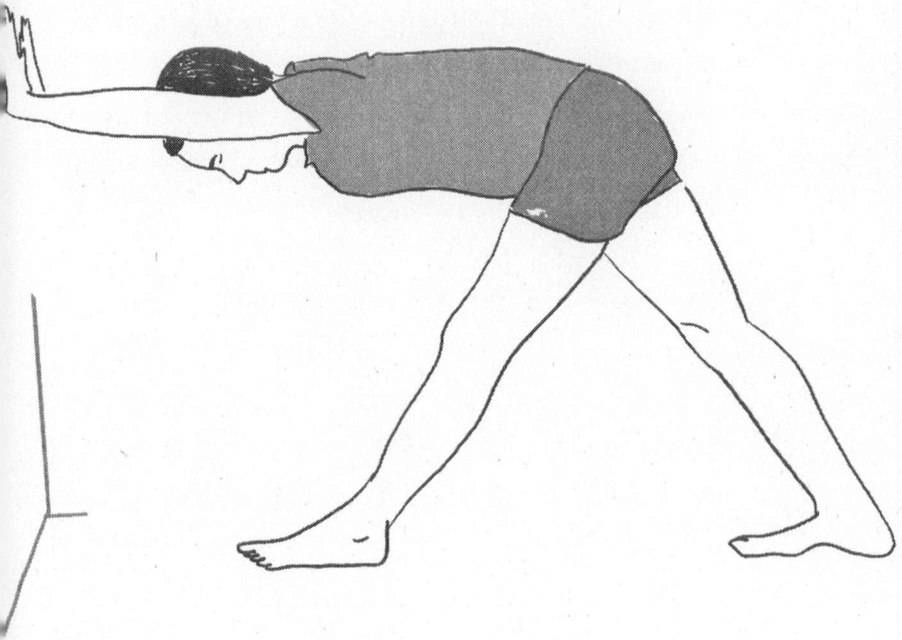

 Colócate delante de una pared.

 Desde la postura de Tadasana, lleva la pierna derecha hacia delante a la vez que mantienes la pierna izquierda atrás (con el pie rotado 60 grados aproximadamente hacia el interior). Las caderas deben estar paralelas a la pared y alineadas entre sí.

 Mantén las piernas rectas y estables, y eleva los muslos.

 Lleva las manos a las caderas y, mientras inspiras, eleva toda la parte frontal del busto a la vez que abres la parte alta del pecho, rotas los hombros hacia atrás, llevas levemente el cuello hacia atrás y miras hacia el techo.

 Inspira y vuelve a mirar hacia delante.

 Con una larga exhalación, extiende el tronco hacia delante en paralelo al suelo y coloca las manos en la pared (con los brazos extendidos y paralelos al suelo).

 Haz fuerza contra la pared con las manos extendiendo firmemente los brazos (con esta acción el busto también se extiende). Durante este estiramiento debes igualar ambos lados del tronco y llevar la cadera derecha hacia atrás (hacia la pared).

 Inspira y eleva el tronco a la vez que colocas las manos en las caderas.

 Regresa a la posición de Tadasana.

 Repite el ejercicio desde el punto 2, pero esta vez adelantando la pierna izquierda.

Beneficios de esta postura

Parsvottanasana tiene un efecto inmediato en las caderas, ya que les aporta movilidad y les resta rigidez.

También confiere movilidad en las articulaciones de los tobillos y de las rodillas, tonifica el abdomen y favorece la respiración lenta y profunda.

Prasarita Padottanasana

 30 segundos en cada fase
Material: tacos

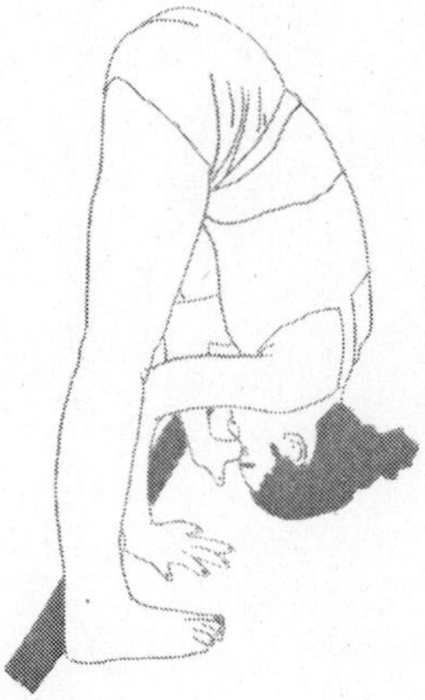

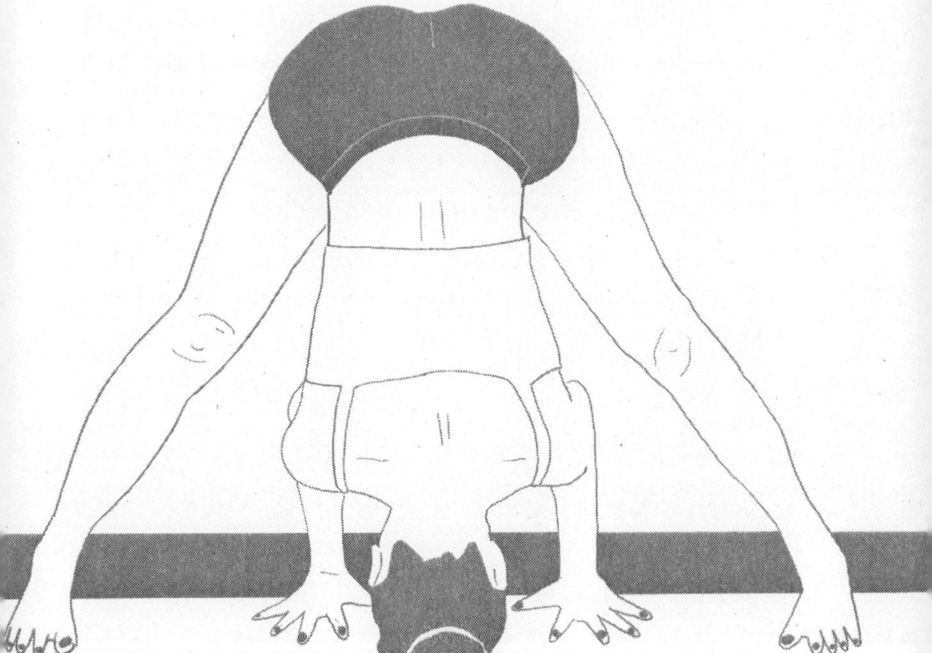

Primera fase

 Colócate de pie en Tadasana con las manos en la cintura.

 Inhala y separa los pies ampliamente manteniéndolos paralelos y mirando hacia delante.

 Ensancha las plantas de los pies y activa la musculatura de las piernas sujetando las rótulas.

 Exhala y extiende el tronco hacia delante desde las caderas, alargando la columna de forma paralela al suelo. Coloca las manos debajo de los hombros a su anchura, con los brazos estirados.

 Lleva las manos al suelo apoyando la punta de los dedos y sepáralas el ancho de los hombros, en línea con las piernas, con los brazos estirados.

 Inhala y alarga la parte frontal del tronco hacia delante imaginando llevar una línea media desde el pubis hacia el esternón cada vez más lejos a través de la exhalación. Sigue empujando los muslos hacia atrás.

 Eleva el pecho y el esternón, alarga el cuello, levanta la cabeza y mira hacia arriba intentando no tensar los ojos.

 Aprende a separar bien las piernas sin dejar que los pies resbalen presionando de forma igualada la parte frontal y posterior del pie.

 Presiona la cara externa de los pies, como un freno.

 Crea una forma cóncava en la espalda con ayuda de los brazos percibiendo la parte alta de la columna hacia el interior de la caja torácica y mantén activas las piernas.

Segunda fase

 Manteniendo el pecho abierto, exhala, dobla los codos, lleva la cabeza hacia el suelo y descansa en él la coronilla. Si no llegas con la coronilla hasta el suelo, busca un apoyo (por ejemplo, tacos o ladrillos de corcho).

 Pon las manos en línea con los pies y mantén una separación entre ellas equivalente al ancho de los hombros.

 Para levantarte, primero alza la cabeza y mira hacia arriba y después eleva el pecho y vuelve desde la cintura.

 Pon nuevamente los pies juntos.

Beneficios de esta postura

Prasarita Padottanasana refuerza la musculatura interna de las piernas, crea espacio y amplitud en la zona de la pelvis y del vientre, y tonifica las piernas en general. También estira los tendones de las rodillas y alivia el cansancio de las otras posturas de pie.

Es la primera postura de pie con la cabeza apoyada en el suelo (o sobre un taco), de modo que es un buen punto de partida para las posturas invertidas.

Utkatasana (en la pared)

 30 segundos

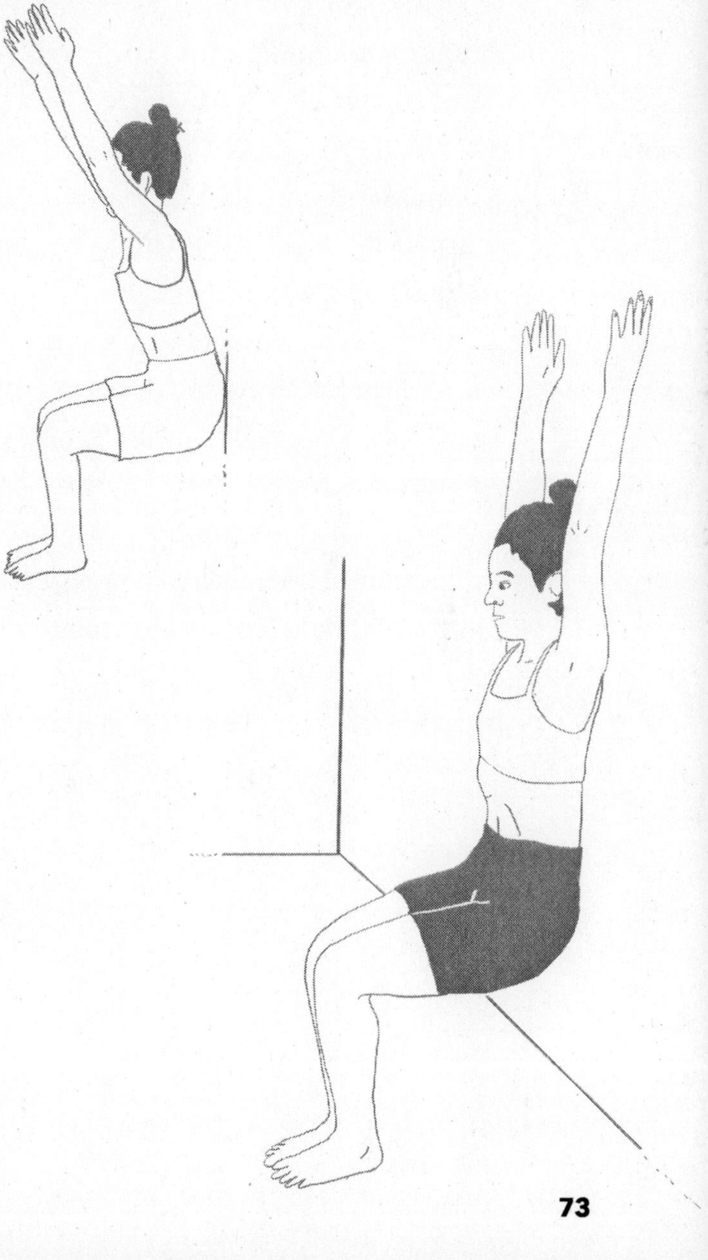

 Colócate de espaldas a la pared en Tadasana aproximadamente a un paso de separación.

 Estira los brazos hacia arriba en línea con las orejas manteniéndolos paralelos entre sí y apoya la espalda contra la pared.

 Manteniendo la espalda contra la pared, exhala y dobla las rodillas llevando los huesos de las nalgas hacia abajo.

 Mantén la parte posterior de la cintura en contacto con la pared y el pecho elevado al mismo tiempo.

 Sin perder el contacto con la pared, puedes probar a inclinar el tronco levemente hacia delante.

 Inhala, estira las piernas y quédate en Tadasana.

Beneficios de esta postura

Utkatasana (en la pared) refuerza la musculatura tanto de las piernas (en particular, los cuádriceps) como del abdomen y, sobre todo, aporta flexibilidad a los tobillos.

Utkatasana (en la silla)

 30 segundos
Material: silla

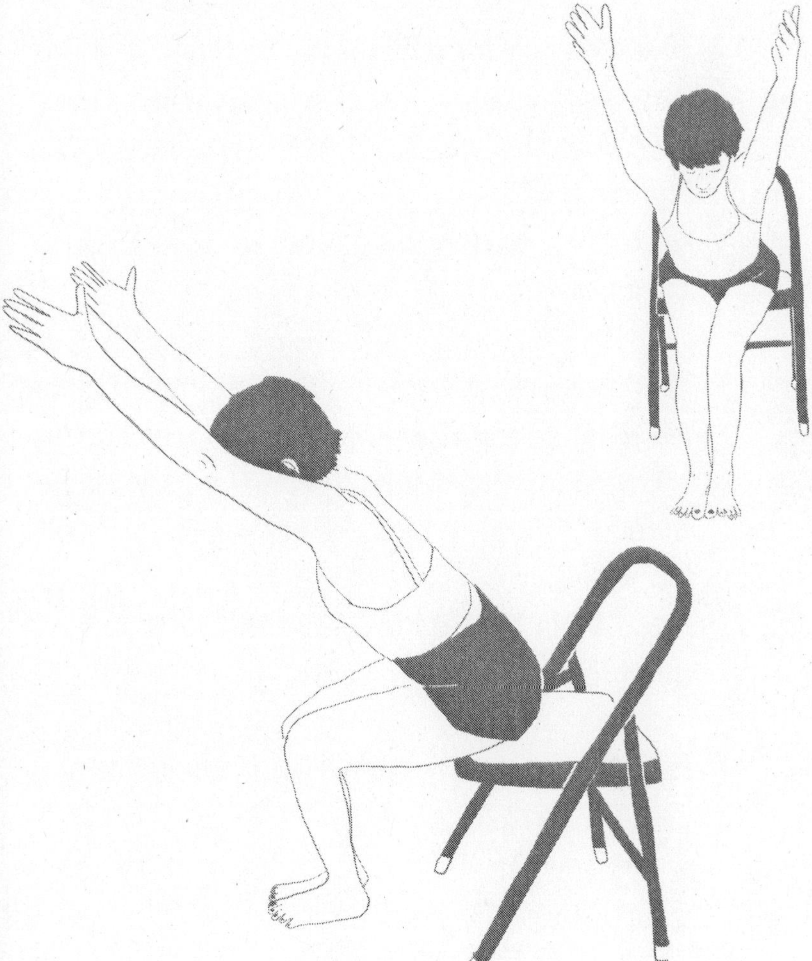

Siéntate en el borde de la silla con las piernas y los pies juntos y paralelos.

 Lleva los pies más cerca de la silla, por detrás de la línea de las rodillas.

 Mantén las plantas de los pies extendidas y una presión igualada hacia el suelo, con los talones bien anclados a este.

 Exhala y extiende los brazos en Urdhva Hastasana.

 Empieza a desplazar el centro de gravedad hacia delante, avanzando con el tronco desde las caderas, sin dejar que el pecho caiga y manteniendo los brazos bien estirados hacia arriba.

 Presiona la base de los dedos hacia el suelo y mantén los talones anclados.

 Estira las piernas y vuelve a Tadasana.

 **8** Para repetir desde Tadasana, empieza a doblar las piernas descendiendo las caderas y manteniendo la elevación del tronco y los brazos estirados hacia los dedos meñiques (asegúrate de que el hueso púbico se eleve en dirección al ombligo); ve inclinando el tronco hacia adelante sin dejar que el pecho caiga.

 **9** Mantén la presión igualada en las plantas de los pies y continúa hasta rozar la silla sin sentarte; mantén la postura ahí. Luego descansa.

 **10** Repite y vuelve a Tadasana.

Beneficios de esta postura

Utkatasana (en la silla) aporta los mismos beneficios que la postura anterior, aunque es cierto que al utilizar una silla la convierte en más fácil y ligera.

Bharadvajasana (en la silla)

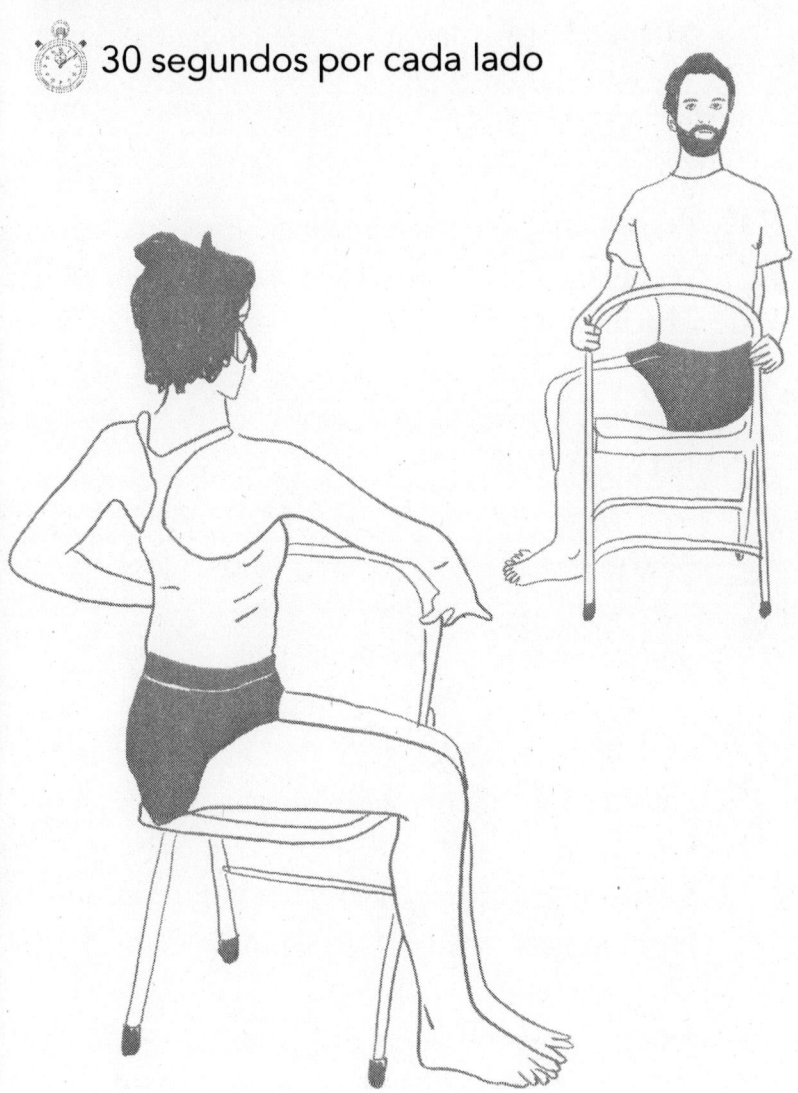

⏱ 30 segundos por cada lado

Siéntate en una silla, por el lateral, con el hombro derecho cerca del respaldo.

 Mantén las piernas y los pies paralelos, ligeramente separados, si puede ser el ancho de las caderas.

 Ponte derecho y mira al frente. Presiona firmemente los pies en el suelo y mantén alineadas las caderas.

 Inhala y elevando el tronco gira el pecho hacia la derecha.

 Agarra con las manos el respaldo de la silla.

 Separa los codos doblándolos levemente.

 Mantén el tronco elevado, los omóplatos en la espalda y los hombros rotados hacia atrás.

 Eleva el esternón moviendo la columna entre los omóplatos y absorbiéndola.

 Exhala y mueve la cabeza para mirar por encima del hombro derecho, pero manteniéndola en línea con la columna.

 **10** Exhala, suelta las manos y vuelve a mirar al frente.

 **11** Cambia la dirección de manera que el hombro izquierdo quede cerca del respaldo de la silla y repite hacia el otro lado.

Aprende a traer movilidad a la pelvis, la cintura y la caja torácica y alinea el pecho para que esté paralelo al respaldo de la silla. Controla que en la torsión de la columna las rodillas y las caderas se mantengan paralelas.

Beneficios de esta postura

Bharadvajasana (en la silla) ayuda a aliviar los dolores de cuello, hombros y de la parte inferior de la espalda.

También ayuda a abrir la parte superior del pecho (lo que da la sensación de un mayor aporte de aire a los pulmones) y aporta flexibilidad en la musculatura del diafragma.

Adho Mukha Svanasana

 de 30 segundos a 1 minuto
Material: pared

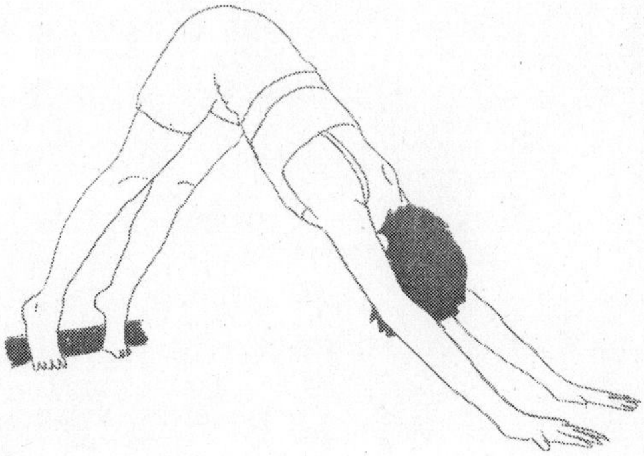

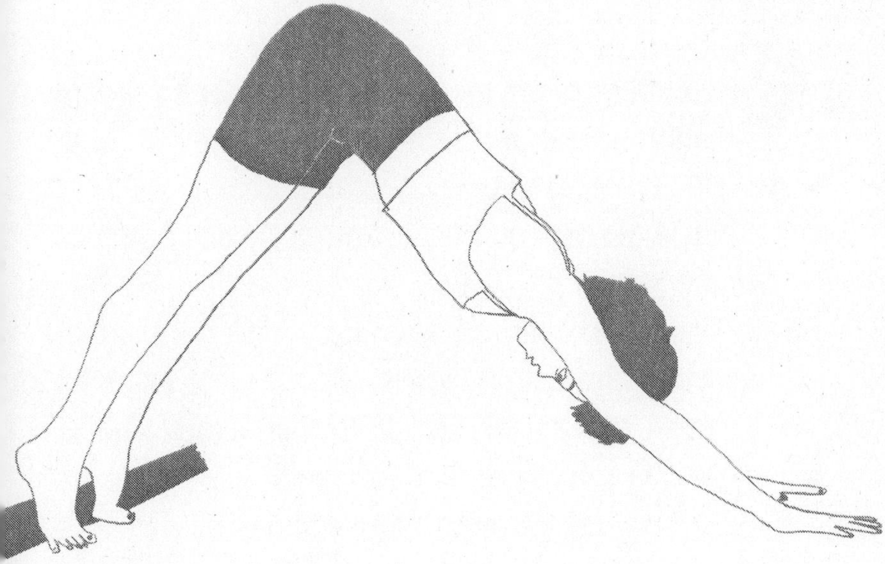

 Desde Uttanasana, lleva las manos al suelo. También puedes empezar desde el suelo en posición cuadrúpeda.

 Da un paso amplio hacia atrás con las piernas, de una en una, de manera que quede una buena distancia entre los pies y las manos. Intenta que los pies y las manos estén en la misma línea. Asegúrate de que las manos estén separadas el ancho de los hombros.

 Ensancha las palmas de las manos, extiende los dedos y presiónalos de manera igualada hacia el suelo en su borde interno y externo.

 Exhala y estira los brazos manteniendo la cara interna de estos estirada con los codos paralelos entre sí; alarga la columna hacia las caderas llevando estas hacia atrás lejos de las manos.

 Mantén las piernas extendidas y las rodillas estiradas con las rótulas activas. Eleva los muslos y presiónalos hacia atrás. Eleva las caderas hacia arriba y hacia atrás de manera que haya espacio para llevar el tronco hacia las piernas alargando lo máximo posible la columna vertebral.

 Estirando los gemelos y la musculatura de las piernas, mantén los talones arriba y cuando notes que has conseguido mantener las caderas elevadas, lleva los talones hacia el suelo (esto se consigue con la práctica; en un principio, para obtener un buen estiramiento de la columna es mejor mantener los talones arriba).

Otra opción: si no logras llevar los talones hacia el suelo con facilidad, presiona la parte posterior del talón contra la pared a la altura, por ejemplo, del zócalo. Si las manos resbalan o no logras presionarlas de manera uniforme, lleva los dedos pulgar e índice extendidos contra la pared (es decir, el borde interno de las manos hacia la pared) y con las manos ligeramente giradas hacia fuera presiona con las palmas el suelo empujando la pared; esto te ayudará también a rotar los hombros hacia fuera.

Beneficios de esta postura

Adho Mukha Svanasana es una postura óptima para aliviar el cansancio, en especial para aportar descanso al corazón y al cerebro. También nos aporta nueva energía y vitalidad, sobre todo después de una jornada de trabajo sedentario.

Eka Pada Supta Pavanamuktasana

 1 minuto en cada lado
Material: una pared

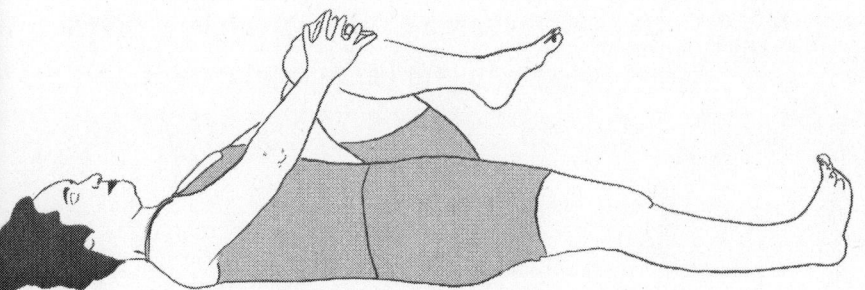

 Túmbate en el suelo panza arriba. Pon las piernas juntas, los pies que entren en contacto con la pared y rotas los muslos hacia dentro.

 Flexiona la rodilla derecha y llévala hacia el pecho. Luego toma la parte alta de la tibia con las dos manos manteniendo los codos anchos y los hombros en contacto con el suelo.

 Relaja la ingle de la pierna flexionada y mantén la pierna izquierda extendida con la planta del pie en contacto con la pared.

 Vuelve a extender la pierna derecha y repite los pasos hasta aquí con la izquierda.

Beneficios de esta postura

Eka Pada Pavana Muktasana confiere descanso al cuerpo y nos ayuda de manera paulatina a aportar movilidad en las caderas y en las piernas en general.

Supta Padangusthasana I

 1 minuto en cada lado
Material: una pared, un pequeño cojín,
un cinturón

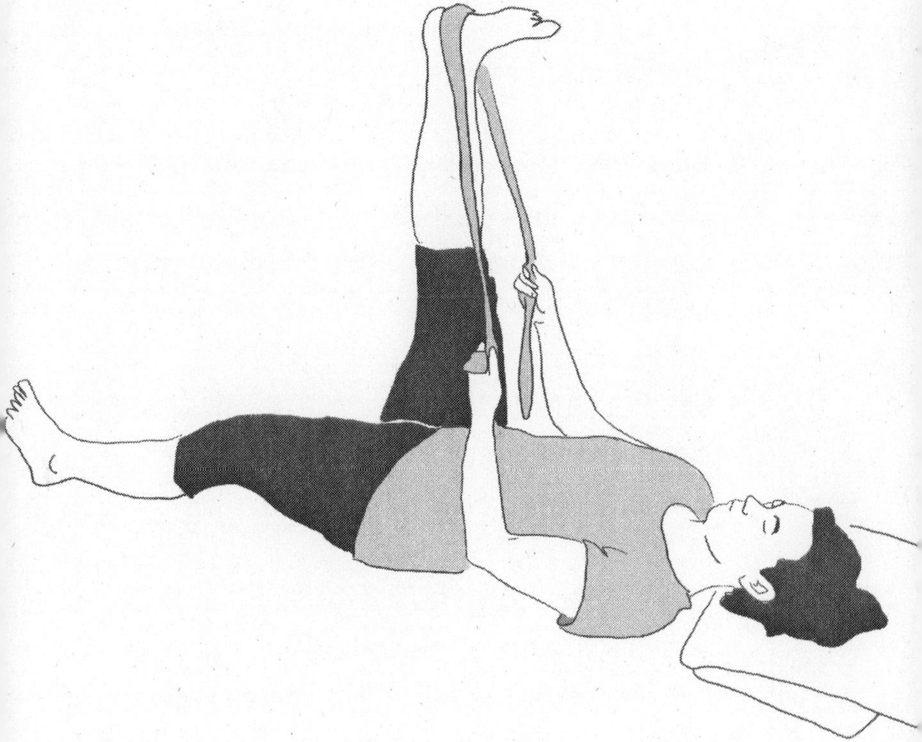

 Túmbate en el suelo boca arriba. Pon las piernas juntas y que tus pies entren en contacto con la pared (si te resulta incómodo puedes poner un pequeño cojín o manta debajo de la cabeza). La parte interna de los pies debe entrar en contacto a la vez que rotas los muslos hacia dentro.

 Flexiona la rodilla derecha y coloca un cinturón en el talón. Ahora exhala a la vez que levantas hasta los 90 grados respecto al suelo (el talón y el isquio deben estar en perpendicular uno de otro).

 Mantén la pierna izquierda bien extendida y en contacto con el suelo. Sigue rotando el muslo hacia dentro y mantén la tibia en línea con el centro del tobillo y el pie en contacto con la pared.

 Flexiona los codos, y con las dos manos sigue sujetando el cinturón. Mantén los hombros en contacto con el suelo.

 Aleja la parte superior del muslo de la pierna derecha (como si quisieras mover el hueso de la nalga hacia la pared) a la vez que mantienes el sacro (parte posterior de la pelvis) en el suelo.

6 Haz unas cuantas respiraciones y pon de nuevo la pierna en el suelo

 **7** Ahora cambia de pierna y repite todo el ejercicio con la izquierda.

Beneficios de esta postura

Supta Padanghustasana I es fantástica para flexibilizar las piernas, estirarlas y aportar movilidad a las caderas.

También ayuda a calmar la mente y a centrarla.

Urdhva Baddhanguliyasana en Vajrasana

 30 segundos en cada cruce

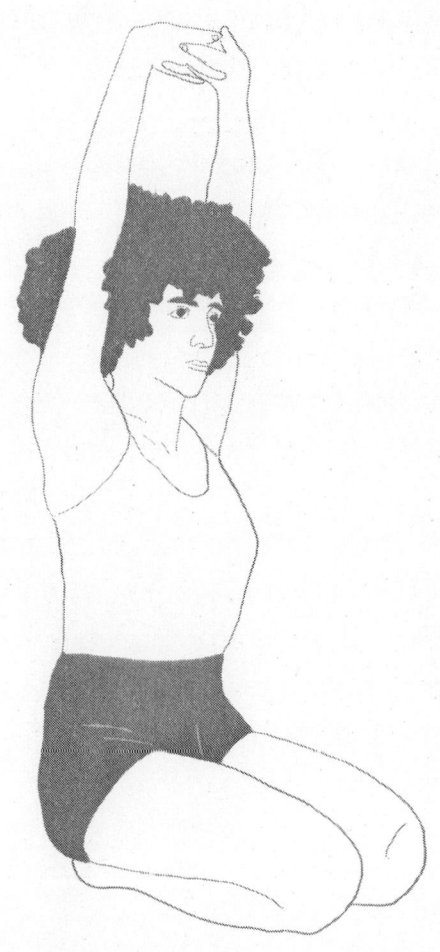

Siéntate en Vajrasana siguiendo estos pasos:

 Arrodíllate sobre la esterilla o sobre una manta con las tibias en contacto con el suelo.

 Coloca las piernas paralelas con las rodillas, los pies y los tobillos juntos. E incorpora una manta entre las pantorrillas y la musculatura posterior de las piernas.

 Extiende los pies de manera que ambos bordes internos permanezcan juntos, ensanchando las plantas de los pies y evitando separar los talones y los tobillos hacia fuera.

 Presiona con los empeines y las tibias hacia el suelo, extendiéndolos y alargándolos.

 Siéntate sobre los talones. Si lo necesitas, puedes colocar una manta en el pliegue de las rodillas, llevándola completamente hacia dentro de la rodilla con ayuda de las manos y luego moviendo las pantorrillas hacia los talones antes de sentarte.

 Comprueba el ajuste poniendo las manos por debajo de las rodillas, de una en una, para mover la piel de las tibias hacia arriba de manera que no haya tirantez en las rodillas (tienes que sentir la piel).

 Mantén el tronco recto, el pecho elevado con el esternón arriba y la cabeza en línea, mirando al frente.

 Desde aquí entrelaza los dedos de las manos delante de ti y rota las manos de manera que las palmas miren hacia fuera.

 Con los codos estirados, extiende los brazos por encima de la cabeza, con la parte superior del brazo en línea con las orejas y las palmas de las manos mirando hacia el techo.

 Baja los brazos, cambia el cruce de los dedos y repite.

 Suelta las piernas y vuelve a Tadasana.

Beneficios de esta postura

Parvatasana en Vajrasana facilita la elevación y extensión del tronco, sobre todo gracias a las piernas en contacto con el suelo y a la elevación de los brazos.

Adho Mukha en Vajrasana

 1 minuto
Material: ladrillo de corcho

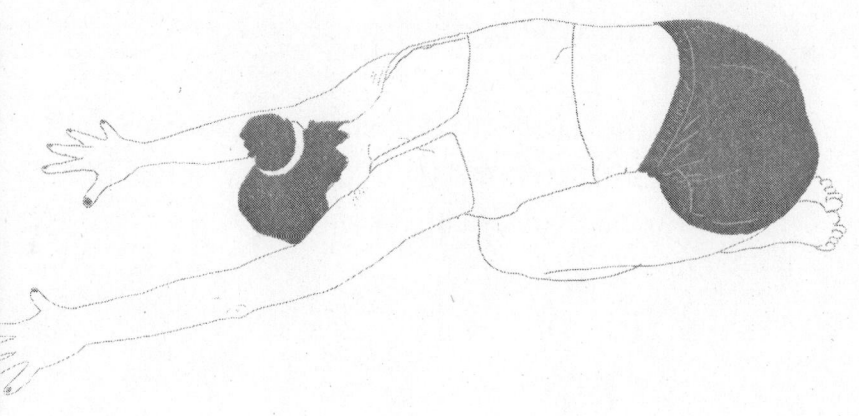

Siéntate en Vajrasana.

 Sin separar los huesos de las nalgas de los talones, camina con las manos hacia delante extendiendo los laterales del tronco.

 Mantén los brazos estirados y los codos separados del suelo y ensancha las palmas de las manos en el suelo como en Adho Mukha Svanasana.

 Manteniendo el estiramiento de los brazos y los codos, presiona el suelo de manera igualada desde las manos, y alargando el tronco y la columna mueve las caderas y el sacro hacia atrás. Procura no poner ninguna tensión en el vientre y el diafragma.

 Apoya la cabeza en el suelo (si no te resulta fácil, utiliza un apoyo, como, por ejemplo, un libro o un ladrillo de corcho).

Beneficios de esta postura

Adho Mukha en Vajrasana calma la mente, favorece la introspección y alivia completamente el cansancio del día.

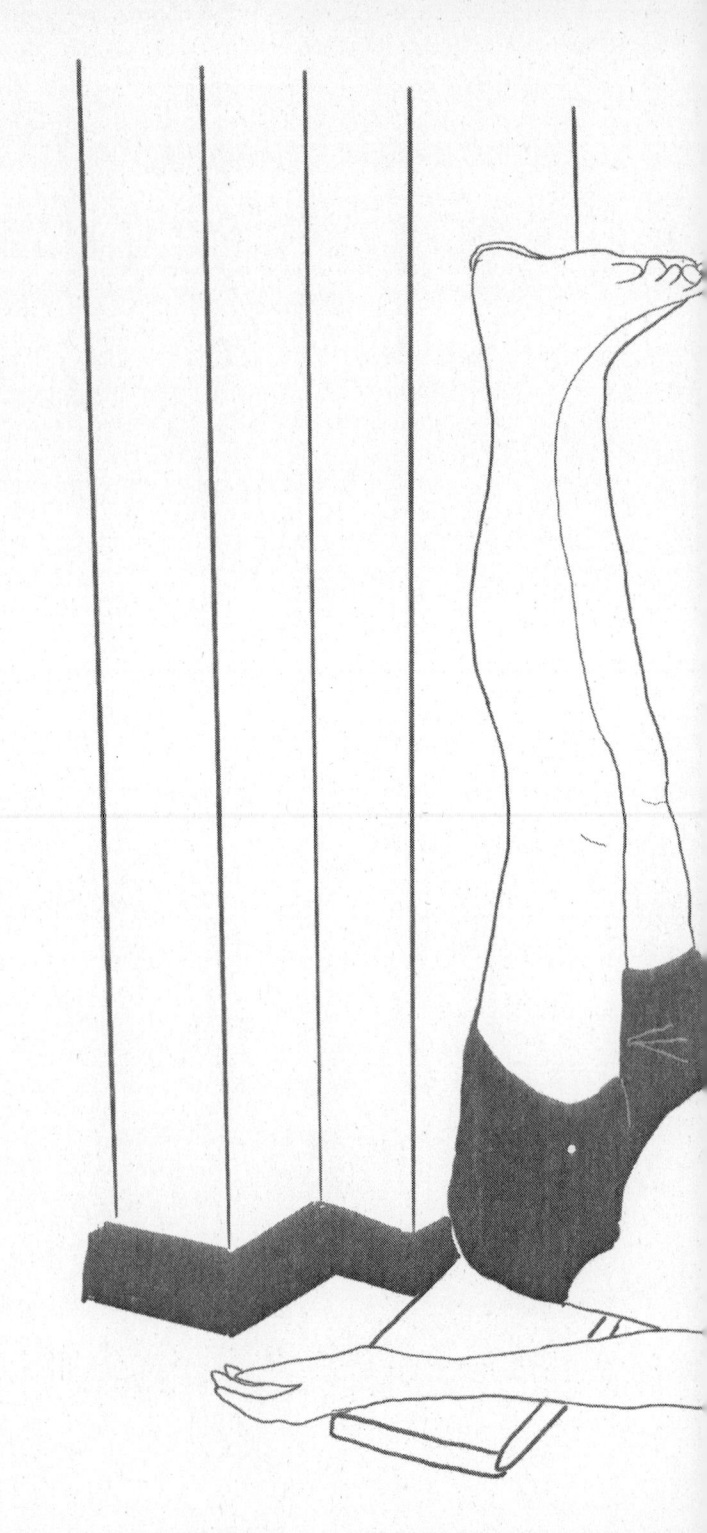

Viparita Karani

 2 minutos
Material: *bolster* o dos mantas y pared

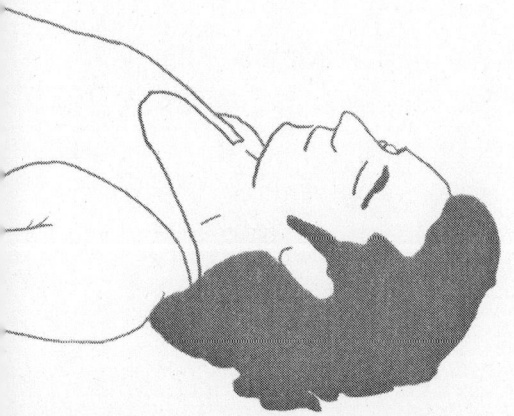

 Coloca en el suelo delante de la pared, de forma horizontal y ligeramente separado de esta, un *bolster* (cojín alargado) o dos mantas dobladas a lo largo.

 Siéntate de lado para tumbarte con la pelvis y la zona lumbar sobre el cojín y lleva las piernas hacia arriba apoyadas contra la pared de manera que los hombros, la nuca y la parte posterior de la cabeza descansen en el suelo.

 Comprueba que el sacro quede bien apoyado, de manera que no empujes las lumbares.

 Extiende los brazos a ambos lados del tronco despegados unos 60 grados.

 Ajusta las piernas para que queden perpendiculares al suelo, levemente activas y rotadas hacia adentro.

 Abre el pecho y rota los hombros hacia fuera y hacia el suelo ensanchando el tórax. Relaja y ablanda el abdomen y el vientre con la exhalación.

 **7** Una vez ajustada la postura, ve dejando el tronco más pasivo y ejerce cierta acción sobre las piernas para mantenerlas estiradas hacia arriba.

 **8** Para abandonar la postura, ve hacia atrás llevando la pelvis al suelo y dejando las piernas cruzadas por el centro de las tibias (Svastikasana), apoyadas sobre el *bolster*; cambia el cruce de las piernas.

 **9** Incorpórate llevando las rodillas hacia el pecho y girando hacia el lado derecho para sentarte.

Beneficios de esta postura

Viparita Karani alivia el agotamiento mental y físico, y reduce la intensidad de cualquier dolor de cabeza. También ayuda a las piernas cansadas.

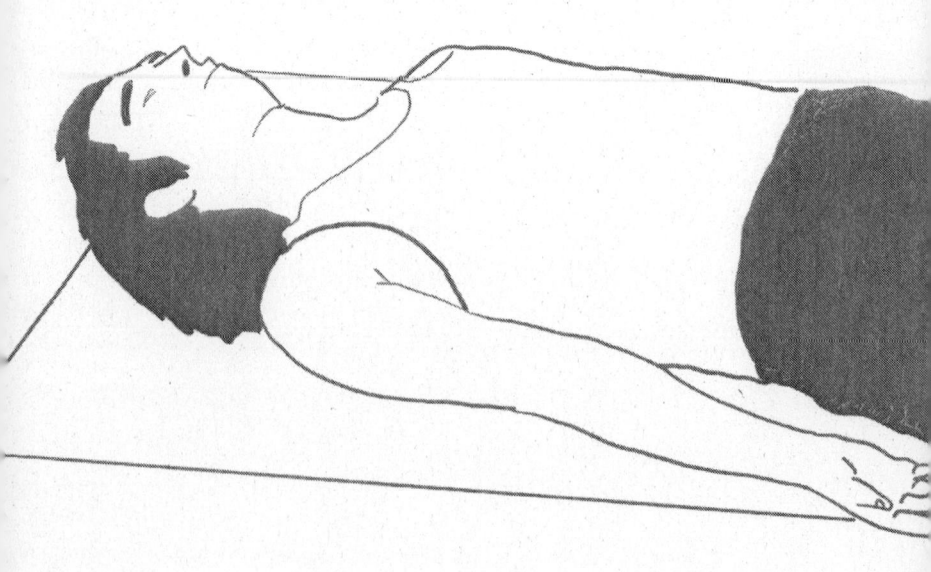

Savasana

 de 5 a 10 minutos

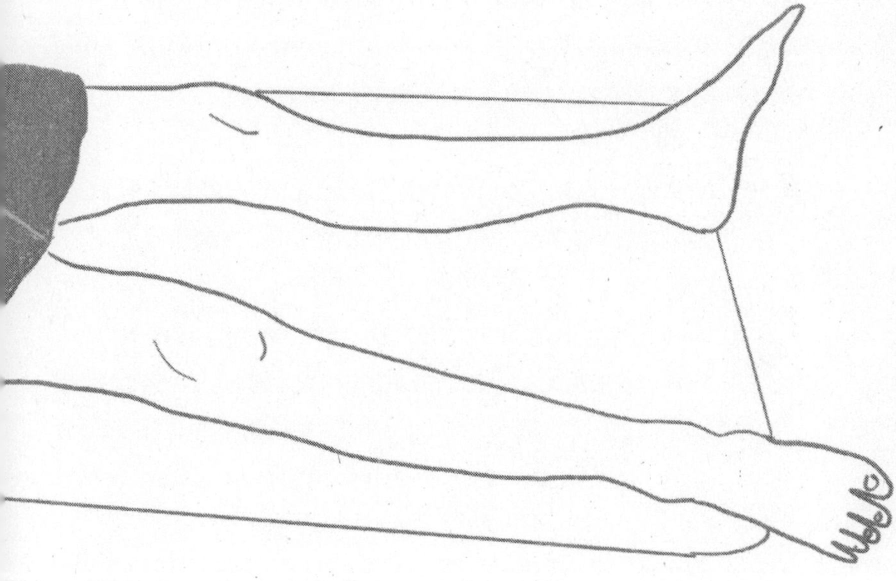

 Siéntate en el centro de la esterilla con las rodillas dobladas y las plantas de los pies en el suelo.

 Lleva el tronco hacia atrás apoyando los codos en el suelo, y manteniendo la mirada al frente cuidadosamente sigue llevando el torso hacia el suelo en una línea recta desenroscando toda la columna vertebral. Luego extiende los brazos al lado del cuerpo con las manos mirando hacia arriba.

 Estira las piernas una a una.

 Mantén las piernas y los pies juntos con los talones activos. Suelta las piernas para permitir que los pies caigan hacia los lados.

 Suelta los brazos extendidos a los lados del cuerpo separados del tronco unos 60 grados.

 Rota los hombros hacia fuera, junto con los codos y muñecas, de manera que las palmas miren hacia el techo y los dorsos descansen en el nudillo del dedo medio con el pulgar hacia fuera.

 Relaja los dedos de las manos.

 Comprueba que la cabeza descanse sobre el centro de la base del cráneo; si la cabeza se volcara hacia atrás, habría que colocar una manta doblada debajo de esta para apoyarla en la posición correcta. (La manta también sirve para que el cuello pueda descansar y siempre es mejor tener una superficie blanda detrás del cráneo para que este realmente pueda descansar.)

 Con el tronco y los miembros cuidadosamente dispuestos y distribuidos, cierra los párpados y relaja los ojos, así como cualquier tensión que haya en el rostro alrededor de los ojos, las mejillas y los labios.

 Relaja la garganta y la lengua.

 Relaja cada músculo del cuerpo. No endurezcas ninguna parte. Afloja el cuerpo. Siente que todo tu organismo está completamente abandonado en el suelo.

 Abandona cualquier tipo de resistencia que notes todavía en el cuerpo.

 A fin de evitar la distracción de la mente en su propia actividad, observa tu respiración y permite que se vaya volviendo gradualmente más suave, igualada y profunda. Regresa de Savasana despacio, abre los ojos, flexiona las rodillas, gira hacia el lado derecho e incorpórate lenta y calmadamente.

Beneficios de esta postura

Savasana es una de las grandes posturas del yoga. Con esta asana todos los sentidos se vuelven introspectivos, el sistema nervioso se calma y la mente entra en una quietud plena.

Observaciones sobre la práctica

Al terminar la secuencia de las posturas es aconsejable observar cuáles han sido las sensaciones corporales durante la práctica. A medida que vayamos practicando de una forma constante, creando una rutina, seremos más conscientes de aquellas zonas de nuestro cuerpo que están más rígidas y de las que, poco a poco, se van tornando más flexibles.

Al principio, es totalmente normal sentir ciertas dificultades, por lo que resulta muy aconsejable empezar con sesiones de unos veinte minutos, para luego ir ampliando el tiempo hasta intentar llegar a un mínimo de cuarenta minutos por práctica (tú decides el número de posturas que quieres practicar en este espacio de tiempo. Eso sí, hazlo sin prisas). Nunca hay que forzar el cuerpo, sino todo lo contrario: debemos aprender a escucharlo y darle el tiempo necesario para que cada Asana (postura) sea una invitación a experimentar y, poco a poco, fluya con nuestro cuerpo. Se trata de intentar permanecer en la postura el máximo de tiempo posible sin querer abandonarla inmediatamente.

Los efectos de una práctica rutinaria son inmediatos. Muy pronto sentiremos alivio, espacialidad, flexibilidad, más vitalidad y otras nuevas sensaciones corporales.

Sería interesante usar un *Cuaderno de práctica* en el que puedas escribir tus observaciones, las limitaciones que has encontrado y los «avances» positivos.

El yoga es una disciplina tanto física como mental que demanda cierta constancia. Si consigues incorporar estas rutinas a tu día a día pronto irás viendo grandes cambios en tu manera de estar con los demás y contigo mismo, y empezarás a sentirte cómodo y cómoda con tu cuerpo.

Una vez te pongas a ello te harás preguntas y realizarás tus propias reflexiones sobre tú y tu cuerpo, del tipo:

✦ ¿Me siento cada vez más ágil?

✦ ¿Cómo puede ser que estas posturas me hayan ayudado tanto a reducir mis dolores de siempre?

✦ Hoy me he puesto en la esterilla sin ganas, pero enseguida he sentido el cuerpo más ligero y he disfrutado más de lo que pensaba.

Y otras más, así que te invitamos a que ¡te hagas tus propias preguntas y reflexiones!

Feliz viaje hacia tu cuerpo y hacia un estado mental más sereno y quieto.

Índice de figuras

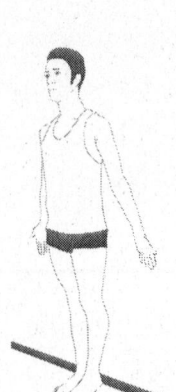 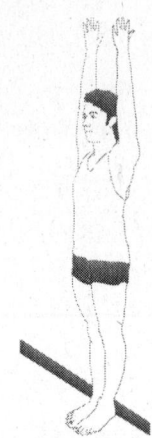 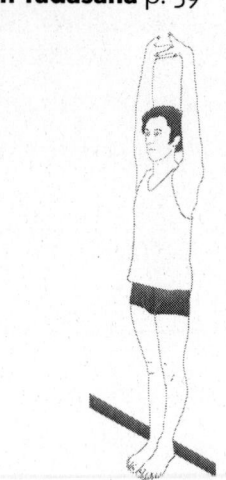

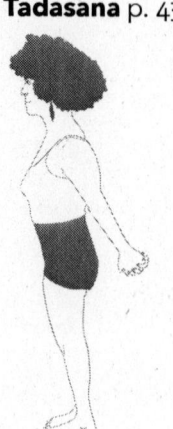 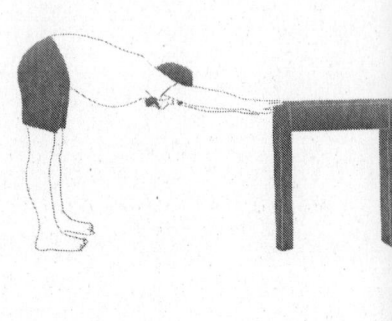

Vrksasana
p. 51

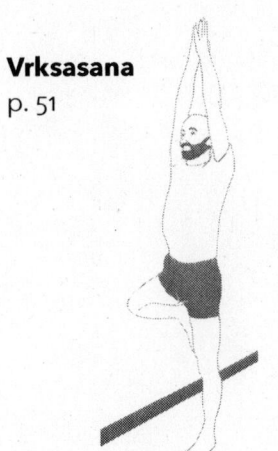

Utthita Trikonasana
p. 55

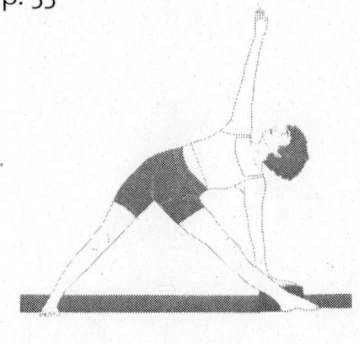

Virabhadrasana II
p. 61

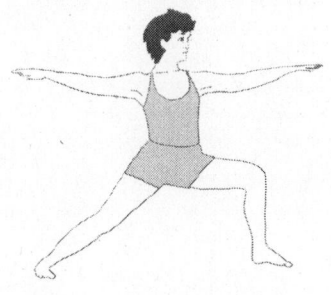

Parsvottanasana
p. 65

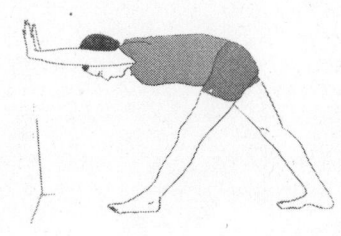

Prasarita Padottanasana
p. 69

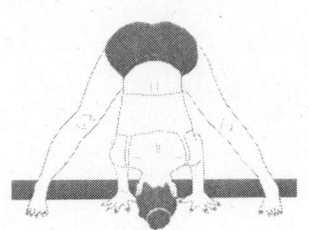

Utkatasana
(en la pared)
p. 73

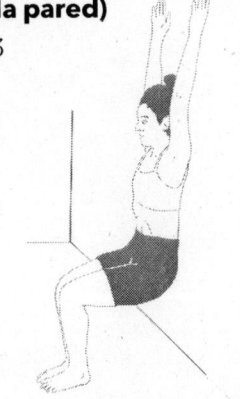

Utkatasana (en la silla)
p. 77

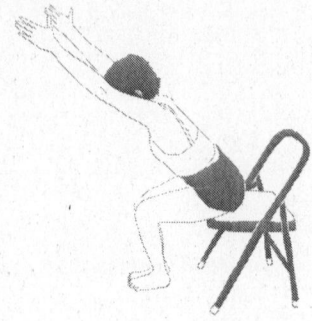

Bharadvajasana (en la silla) p. 81

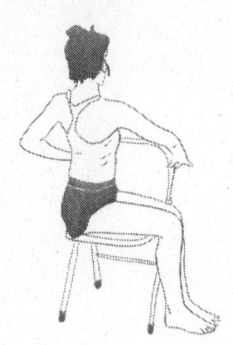

Adho Mukha Svanasana
p. 85

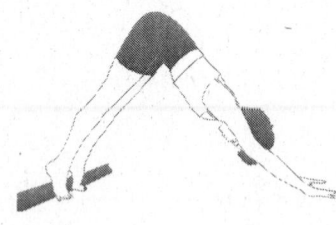

Eka Pada Supta Pavanamuktasana p. 89

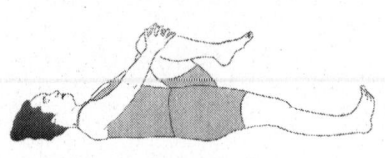

Supta Padangusthasana I
p. 91

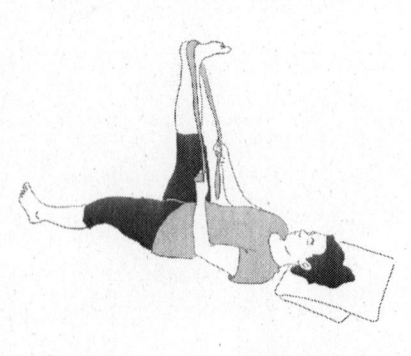

Urdhva Baddhanguliyasana en Vajrasana p. 95

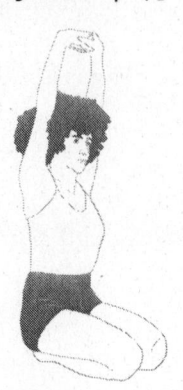

Adho Mukha en Vajrasana
p. 99

Viparita Karani
p. 103

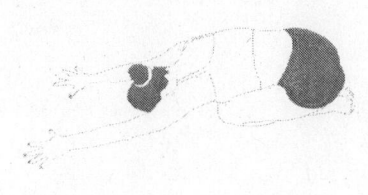

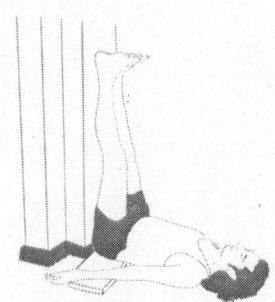

Savasana
p. 107

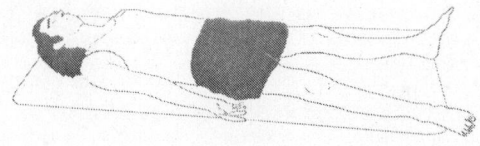